孩子如何科学长高

辉哥谈身高管理

赵辉 著

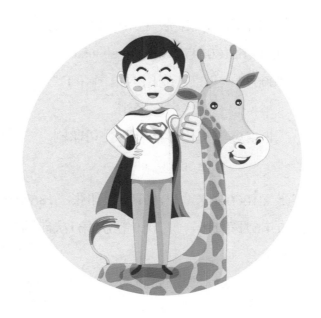

中国商业出版社

图书在版编目（CIP）数据

孩子如何科学长高：辉哥谈身高管理 / 赵辉著. --
北京：中国商业出版社, 2019.6
ISBN 978-7-5208-0775-3

Ⅰ.①孩… Ⅱ.①赵… Ⅲ.①青少年—身高—生长发
育—普及读物 Ⅳ.①R339.31-49

中国版本图书馆CIP数据核字（2019）第100090号

责任编辑：王彦

中 国 商 业 出 版 社 出 版 发 行

010-63180647　www.c-cbook.com

（100053　北京广安门内报国寺1号）

新华书店经销

北京虎彩文化传播有限公司印刷

＊＊＊＊＊

710毫米×1000毫米　1/16开　14印张　186千字
2019年6月第1版　　2019年6月第1次印刷

定价：58.00元

＊＊＊＊＊

（如有印装质量问题可更换）

序 言

PREFACE

《孩子如何科学长高——辉哥谈身高管理》一书，作者以科学翔实的资料为基础，用通俗易懂的语言阐述了儿童生长发育的影响因素以及促进生长发育的方法和措施，是一本实用性很强的儿童生长发育科普著作。

儿童的生长发育和身高管理是一门多学科学问，包括生物学、医学、营养学、运动科学、心理学和管理学等。大部分相关专业书籍理论性强而实用性较差，同时表述比较深奥，非专业人士很难读懂，这严重影响了相关知识的普及和传播。

《孩子如何科学长高》一书在广泛借鉴前人著述的基础上推陈出新，它具有以下鲜明的特点。

1. 内容丰富多彩，条理清楚，可读性更强。

2. 将深奥的专业理论用通俗易懂的语言表达出来，实用性和可操作性强。一般家长在通读全书的基础上就能够对自己孩子的身高问题进行评估，进而执行具体的干预。

3. 作者精心开发出若干身高管理小程序，并与现代化的手机网络技术相结合，是儿童身高管理领域的一项重大创新。

4. 内容表达形式活泼，文笔流畅。部分篇幅以大众普遍喜欢的问答形式呈现，便于理解和记忆。

全书内容在结构上共分为七个部分和一个附录。

第 1 部分基础篇。本篇从人类社会发展的历史角度阐述了个体渴望长高的潜意识以及身高对个人性格形成、择偶，以及事业发展的影响。本篇还介绍了怎样预测孩子的身高以及身高测量的正确方法，重点论述了影响身高的五大因素及身高管理对达到理想身高的必要性。

第 2 部分营养篇。本章着重论述了儿童生长发育所需要的各种营养素及其生理功能、食物来源和适宜的摄入量。重点强调如何选择对生长发育有益并适合儿童的食品和保健食品。对不同年龄组儿童补充钙产品和赖氨酸产品提出了营养指导和建议。

第 3 部分运动篇。本篇论述了运动对孩子生长发育的重要性和增益效果，对不同年龄段的儿童运动种类及技术要领提出指导原则。

第 4 部分睡眠篇。本篇对如何破解儿童的睡眠恐惧症、使其拥有一个高质量的睡眠提出了独到的见解和方法，内容实用且易于操作。

第 5 部分情绪篇。本篇论述了情绪对身高的影响机制，对不同年龄阶段下的个体情绪异常进行了分析与指导。

第 6 部分内分泌篇。本篇详细论述了内分泌激素对儿童生长发育的影响，包括五大激素的作用机制和不同年龄阶段的分泌特点、内源性生长激素与外源性生长激素的区别及优缺点，以及性早熟的预判和反制等等。

第 7 部分方法篇。本篇详细介绍了几种行之有效的实用方法，例如"从可乐开始的零食控制诀窍""解决情绪问题，行为总比思维管用"等。这些方法易懂、易操作，可以迅速应用于实际的身高管理中。

附录为精选助高食谱，其中收录、改良了若干有利于骨骼发育、脑发育和减脂的食谱，供读者参考使用。

一部优秀的科普著作与一部学术专著理应具备同等地位，当读完作者发来的初稿时，我的内心深受感动：因为我知道，本书的出版不单单是他十几年心血的结晶——正像作者自己在"辉哥自序"中写到的那样，身高体重对一个人和一个国家意味着什么。

在英国攻读研究生期间，作者开始专注于学习有关人体生长发育的专业理论以及身高管理的知识。留学回国后，他便将旅欧期间的所见所想应用到儿童身高管理事业中来，十几年来的孜孜不倦，为无数家庭带来了幸福和快乐，同时也为作者积累了大量素材和实践经验，更为本书的出版打下了坚实基础。作者选择了自己最喜欢的事，并且把它做到了极致。

在此，我作为一位在大学多年从事营养教育和科学研究的工作者，真诚地向各位家长及社会各界推荐这本书。相信它会让您获得更多有关生长发育和健康成长的知识，使更多的孩子拥有理想的身高和健康的体魄。

徐贵法

山东大学教授、博士生导师

山东营养学会理事长

中国营养学会常务理事

辉哥自序

在我的脑海深处，有这样一段场景时时泛起：那是 1998 年的一个下午，当时我正大三，当经过学校操场时我被一阵极其热烈的叫喊声吸引住了。走过去一看，原来是一帮学生在打排球。一方由两名体育生带队的普通中国学生，另一方全是韩国留学生。中方的两名体育生优势巨大，轮到他们扣杀的时候总能得分，但他们所带领的普通学生却贡献寥寥，无论接球扣杀还是传切掩护都属于中下水准。反观韩方虽然没有特别突出的代表，但这支队伍能力平均，身体素质也都在中上水平。这场比赛在双方都不甘示弱的情况下展开了激烈鏖战，最后中方竟然在众目睽睽之下输掉了比赛！

回到宿舍后，我的心情久久不能平静，抛开那两个体育生，我发现中韩大学生的身体素质差距非常大。更令我不解的是，中韩两国同属亚洲，根本不存在人种层面的差别，既然如此，又是什么让我们的身体素质落后于人呢？随后的调查更加让我忧心忡忡，中国学生的身体素质不仅落后于周边的日韩国家，如今还呈现逐年下降的趋势。

回想自身从小到大的生活历程，老师曾告诉我上小学、中学目的就是为了考上大学；父母告诉我体育锻炼只是体育生的事，上学期间只需要好好学习就行了。在这种观念下，我们的运动锻炼和户外游戏时间大都被所谓的"学习"剥夺掉了。

可能有些人会说："学生的考学压力太大了，如果不好好学习，考不上大学怎么办？"我对这种看法表示理解，但根本原因却存在于观念之上。其实在日韩两国，孩子们的升学压力很多时候一点不比中国小，但近年来他们的身体素质把我们远远甩在了后面。

从长远来讲，人生就是一场马拉松，只有好的身体素质才能"笑到最后"。在我们的工作、生活中身体素质好的人往往新陈代谢旺盛，他们思维敏捷、骨骼肌肉强健——这会使人变得更加自信，能够积聚足够的勇气与智慧去面对各种压力，其人生大都也处处风景；反之身体素质差的人不仅容易生病，而且看上去精神萎靡，无论工作效率还是生活质量都会大打折扣。

往近处说，良好的身体素质能提高学生的学习效率，增强其克服困难的勇气。据悉，身体素质与人体的血液循环能力和大脑供氧量成正比，生理的康健可以使一个人的学习效率和持久力显著提升。此外，身体素质还能反作用于心理，并对情绪的调节产生积极作用，这对帮助孩子养成坚韧不拔、勇于拼搏的意志品质大有裨益。

因此，无论是从长远还是当下的考量，我们都要提高自己的身体素质。所以我提出了"先野蛮孩子的体魄，再文明孩子的精神"的概念。因为体魄是基础，只要根基打稳了，才能使一个人的精神建设得到良好效果。

后来我逐渐发现，身高在评估个体身体素质的各项指标中占据着极为重要的位置：联合国儿童基金会、世界卫生组织都把成年身高放在第一位，并用该指标来衡量一个人在孩童时期的健康、营养状况。因此，我们完全能够以点带面，把身高管理当作一个切入点，因为只要把它做好了，就能带动人整体素质的提高。

2003 年，我有幸进入英国朴次茅斯大学攻读 MBA，业余时间则专注于学习生长发育的相关知识。在那里，我切实感受到东西方世界在体质与身材方面的差异，并接触到了最先进的身高管理理论，也是从那时起，我深刻意识到了国人在干预孩子身高上的缺点与不足。幸运的是，MBA 课程教会了我钻研与解决问题的方法论，让我可以在学习身高管理的时候事半功倍。

回到中国后，我加入了中国营养学会，利用业余时间学习并考取了健康管理师证书，并开始履行当初的计划。一方面，我向国人普及身高管理，进而尽可能多地帮助孩子达到理想身高。另一方面，我将这些年来的研究成果与重要资料编撰汇总，完成了图书的大纲。此外，我又把实践所得的新经验与新方法及时收录到大纲中，使书的内容更加全面务实。

目前，这两项工作已经进行了十年，虽然艰辛，但我乐此不疲。有此动力还有一个重要原因，就是我对儿子的身高干预基本可以宣告成功了，今年 11 周岁的他，身高已经达到了 153cm，有此结果和我的努力是分不开的。3 岁的时候，我就对他的营养摄入、运动规划、睡眠习惯和情绪调控等进行全方位的指导。而现在，根本不需要我的干预，儿子已经学会如何管理他自己的身高了，有时甚至还能帮助小伙伴规范各种不良习惯。这些可喜的成果都让我对自己的事业充满信心，也坚定了用这本书让更多父母学会干预孩子身高的决心。

另外还要宣布一个喜讯，我与国内众多专家、学者们一起研发的身高管理小程序已经问世了：这是第一款线上身高管理系统。它依托身高管理的五大要素并结合身高管理专家的专业指导，旨在协助家长帮孩子做好身高管理。

身高管理小程序主要包括了 5 个功能模块。

一是"身高预测"，评估孩子的遗传身高潜能阈值，将其与期望身高做直观对比，形成身高管理数据化目标。

二是"身高生长曲线"，每月为一个节点记录孩子当前的身高数值，绘制成孩子专属的身高生长曲线，监测孩子身高生长水平与趋势。

三是"长高打卡计划"，每天一打卡，每天 12 个问题，120 天为一个周期，有效地监管、促进阶段性身高管理目标的达成。

四是在涉及身高管理的营养、运动、睡眠、情绪以及内分泌五个领域，对孩子进行测试评价，并提出个性化建议。

五是提供在线身高管理课程，纠正家长对长高的错误认知，然后层层推进，全面升级家长的身高管理观念。

小程序的功能远远不止于此，各位家长要想真正了解它的魅力还是去实际操作一下吧，在学习这本书的同时把身高管理小程序当作辅助绝对可以让您事半功倍。

想要得到小程序，可以加我的微信公众号"辉哥谈身高管理"或扫描本书背面的二维码。

目 录

CONTENTS

Part1 **基础篇**

——身高管理的正确打开方式

1. 为什么每个人都想长高？ / 002

2. 怎样预测孩子的未来身高？ / 009

3. 怎样才能让孩子长至期望身高 / 013

4. 什么是身高五要素？ / 016

5. 怎样判断孩子能否继续长高 / 019

6. 身高这样测才更准 / 021

7. 怎样快速判断孩子身高是否正常 / 023

8. 青春期的身高增长规律 / 030

9. 身高管理中的基础问题答疑 / 034

Part2 **营养篇**

——骄人的身高竟然可以吃出来

1. 与长高有关的营养素全解析 / 042

2. 补钙产品应该这样选 / 049

3. 牛奶真如传闻中那么神奇吗？ / 053

4. 赖氨酸的助长作用与补充方法 / 056

5. 市面常见几类零食的利弊分析 / 058

6. 0~1 岁的孩子营养与饮食规划 / 060

7. 1~3 岁的孩子营养与饮食规划 / 062

8. 3~7 岁的孩子营养与饮食规划 / 063

9. 7~16 岁的孩子营养与饮食规划 / 065

10. 一套题判断孩子营养问题 / 066

11. 身高管理中的营养问题答疑 / 070

Part3 运动篇

——笑一笑十年少，动一动长得高

1. 运动是如何助长的？ / 076

2. 0~1 岁孩子的活动安排 / 078

3. 1~3 岁孩子的活动安排 / 080

4. 3~7 岁孩子的活动安排 / 082

5. 8~16 岁孩子的运动计划 / 084

6. 孩子太早走路会影响身高吗？ / 087

7. 拉伸运动原则：简单、开心、科学合理 / 092

8. 你所不知道的跑步秘诀 / 095

9. 再说一个可以助长的有氧运动 / 097

10. 一套题判断孩子运动问题 / 100

11. 身高管理中的运动问题答疑 / 103

Part4　睡眠篇

——永远不要忽视夜晚的成长时机

1. 深度睡眠与身高增长 / 108

2. 让 0~3 岁的孩子睡个好觉，你要会哄 / 111

3. 让 3~6 岁的孩子睡个好觉，你要会说 / 115

4. 让 7~15 岁的孩子睡个好觉，你要会教 / 118

5. 睡姿与身高有关系吗？ / 122

6. 如何让孩子克服睡眠恐惧？ / 124

7. 一套题判断孩子睡眠问题 / 127

8. 身高管理中的睡眠问题答疑 / 132

Part5　情绪篇

——与真实的自我做朋友

1. 情绪与身高的关系 / 136

2. 情感遮断性身材过矮症 / 138

3. 如何防治校园暴力对孩子身高的影响？ / 142

4. 如何正确地接纳情绪？ / 145

5. 0~1 岁孩子情绪问题解决方法 / 149

6. 1~3 岁孩子情绪问题解决方法 / 151

7. 3~7 岁孩子情绪问题解决方法 / 153

8. 8~16 岁孩子情绪问题解决方法 / 155

9. 一套题判断孩子情绪问题 / 157

Part6 **内分泌篇**

——好好善待体内的生长荷尔蒙

1. 细数五大助长荷尔蒙 / 162

2. 内生型生长激素 vs 外援型生长激素 / 167

3. 性早熟的预防措施 / 169

4. 身高管理之前，需要警惕病理性矮小 / 174

5. 身高管理中的内分泌问题答疑 / 176

Part7 **方法篇**

——不要空谈理论了，实际做做看

1. 从可乐开始的零食控制诀窍 / 180

2. 解决情绪问题，行为总比思维管用 / 184

3. 干预身高 4 种常见方案优劣分析 / 188

附录 **精选助高食谱** / 195

Part1

基础篇——

身高管理的正确打开方式

许多父母在发现孩子存在身高隐患时都会向我寻求帮助，对于这样的事情，即便是百忙之中我也会伸出援手。但有时候我会想，那些家长为什么不先依靠自己的能力对孩子的身高问题进行干预，这样岂不是能为孩子争取到更多的时间吗？

后来我才知道，不是不积极或不愿去做，而是他们在身高管理方面缺乏相应的理论知识与经验积累。

上学的时候，老师会督促我们打好文化课基础，因为这样升入高年级后学习才会更轻松。其实身高管理也一样，有了基础之后，家长们不仅可以轻松判断孩子的身高问题，还能在第一时间采取有效的应对策略，这样才不至于错过最佳的干预时机。

1. 为什么每个人都想长高？

许多年前，有一位身材矮小的孩子和我进行了一次有趣的对话：

"老师，为什么您要规划我的膳食，给我制订运动计划？"

"我这是在为你做身高管理呀。"

"为什么您要对我做身高管理呢？"

"为了让你长更高呀。"

"我为什么要长更高呢？"

……

聊到这里，我哑口无言。虽然我知道问题的答案，但以他的年龄却未必听得懂，就像绝大多数人都知道"1+1=2"，却不知道"1+1"为什么等于"2"一样。其实，不光是小孩子对"为什么长高"这个问题懵懵懂懂，就连一部分大人对此也是"知其然而不知其所以然"。不过，这个看似很小的问题却是科学长高的基础命题，同时也是身高管理的价值所在，因此有必要写在最前面。

身高其实和生命、爱情一样，是一个永恒的话题，无论在哪一个历史时期，人们都习惯用身高来对某人做出一定的评价。早在隋唐时期，政府就规定武举考生不仅要武艺超群，身高也要超过 6 尺才算及格。唐代的一尺大约是现在的 30cm，6 尺就是 180cm。身高达不到这个标准者连考试的资格都没有。假如这个规矩一直延续到今天，不仅身高只有 162cm 的奥运会拳击冠军邹市明会被取消考试资格，就连闻名于世的李小龙也会被阻挡在武举的大门之外。至于他们拥有何等高强的武艺、勇气或者智慧，在身高面前都显得不那么重要了。

其实，人们对高矮的评判早在原始社会起就已有呈现，只是当时没有用文字形式记录下来而已。

在古老的原始部落里，人们判断一个男人是否"有价值"的核心标准就是生存能力。虽然当今社会也对该能力非常重视，但内容已经千差万别。

在现代社会，生存能力主要体现在一个人的情商和智商上——比如赚钱的能力，与人交往的能力等等，有脑子要比有力气重要得多。而在原始社会，货币还没有出现，交易方式就是以物易物。没有企业和公司，交际能力也仅限于部落内部，就算硬要找出点"固定资产"，那也只有连房产登记都办不了的群居洞穴。显而易见，原始社会中所谓的生存能力压根和现在没有任何的可比性。既然如此，那生活在部落里的原始人认为什么才称得上"生存能力"呢？

答案是狩猎！读过《物种起源》的人应该知道，原始人的主要食物来源有三个渠道，分别是狩猎、采集和自然农业。但自然农业是最后才出现的，这就决定了在一个原始部落里，男性的狩猎和采集能力的强弱将直接关系到部落的生死存亡，即"狩猎＋采集能力＝生存能力"！所以，各部落的首领们都会要求本部落的女人一定要选择生存能力强的男人作为配偶，以此壮大部落。

现在问题来了，当一个女人在自己部落外碰到一个心仪的男人，她怎样在短时间内判定对方生存能力的强弱呢？有人说，让他打一只狗熊回来不就行了吗。不可否认，这是方法之一，但却不切实际：一是周围不一定恰好有猎物等你打；二是时间上不允许。所以在有限的时间里，女人们能够做的只有一件事——细心观察。

观察什么呢？主要是观察男人的身高。因为一个身高有优势的男人视野更远，更容易发现周围的食物以及潜在的危险，这使得他在极为恶劣的环境中也能顽强地存活下来，甚至还可以带领身边的伙伴们获取更为丰富的生产资料。另外，这个男人的后代也有极大概率继承这种基因优势，成为具有更强大生存能力的个体。所以久而久之，大家都知道了身材高大的男人生存能力更强，更有安全感。

反过来说，当一个男人碰到一个心仪女人的时该怎样辨别对方的生殖能力呢？有人说"看脸"。不可否认，今天确实是个看脸的时代，但在原始社会，看脸只是次要考虑因素，它和生殖能力的联系并不紧密，而在那个时代真正代表生殖能力的是身高和臀部，因为只有高挑且臀部宽大的女人才更加容易生养孩子、保证身高基因的继承和延续，这也就不难解释男人都喜欢女人"大长腿"的原因了。

其实在我们的日常生活中，随时随地都能听到有关身高的话题。例如，某个男孩因为个子矮，被女方家长嫌弃；某个女孩因为太矮在生育中出现风险等。这些事情也许离我们还很遥远，但在未来，却有可能在我们的子女身上重演！

我曾经遇到过一位孩子家长，他女儿是名校金融专业毕业，能力也较为突出，可惜身高只有 158cm。最终，因为 2cm 的身高差她与心仪的银行投资经理职位失之交臂。有的男孩想参军，想当警察，想当飞行员，都是因为身高的问题被卡了下来。

但实际上，如果我们用理性的思维仔细想一想这个问题，就会发现身高在现代社会无法带给我们任何的实际作用。因为人们可以使用比原始社会先进百倍的工具大幅度提高工作效率，必要时还能寻求社会协作，当初因为身高而增加的那一丁点生产力早就可以忽略不计了。即便是用于保家卫国，身高也起不了多大作用，毕竟现代战争讲的是如何运用高科技武器，野蛮的肉搏战早已淘汰。

但是，现在很多行业对于身高都有明确的要求，人们对身高问题依然如此焦虑，这又如何解释呢？

其实，从人类进入农耕社会的一万年来，身高、力量还是非常重要的，只是工业革命之后的一两百年，人类发明了复杂的生产工具后，身高在生存过程中所起的作用才大幅度减少。虽然身高已经不在生存中扮演重要角色，但它却仍然在潜意识中发挥着举足轻重的作用，因为人类大脑的进化远远落后于生产力的进步。潜意识是不受理性思维控制的，所以现实中的人们都会自发式地想找一个高个子配偶或想与高个子的伙伴合作。

为什么潜意识不受控制呢？因为我们的大脑并不完全属于我们自己！

人类的大脑其实可以分成两套系统，在这里我简称系统一与系统二。想了解更多的话，大家可以读一下丹尼尔·卡尼曼的《思考快与慢》。系统一就是简单的条件反射，它是无意识的，工作的时候几乎不会消耗精力。比如看到美食就想吃，走在黑暗的地方就会觉得害怕等。

系统二负责复杂的理性思考，这会耗费很多脑力，比如计算一个复杂的公式或反复衡量一件事的利弊得失等。

人们往往认为自己是系统二主导的，觉得自己头脑清醒、富有逻辑、善于选择，知道自己想要什么和该做什么——但是抱歉，你想的都是错的。

2005 年，美国国家科学基金会发表的一篇文章显示，普通人每天会在脑海里闪过 1.2 万至 6 万个念头，95% 的念头与前一天完全相同。

这说明 95% 的想法是我们不假思索，不经过大脑思考做的决定，是受系统一支配的。因为系统一简单高效，耗费的能量少，如果人一天的想法全是系统二，大脑很快就会把能量耗光，我们坚持不了多长时间。

可能有人会说："我不信，很多学生高考的时候都能坚持考三天，考试的时候总该是系统二支配吧。"但实际上就算是考试，你的大部分行为依然是由系统一支配的。如果仅仅依靠系统二，那么我们可能会用一个小时的时间来思考一个字怎么写，这样下去写不了几个字我们的大脑能量就用光了，所以考试的过程仍然需要系统一的协助才能快速高效地完成。

　　总结起来就是：人绝大多数时间都是感性的，本能的，而不是我们所认为的理性的。

　　现在回到身高这个问题上，因为人类在几百万年的时间跨度里面，身高一直都被放到了至关重要的位置，这件事早就在我们的潜意识里打上了烙印，根本不受理性的控制。

　　人类大脑的进化，尤其是在近代，是远远落后于社会关系的变革以及科技进步的。举个简单的例子，现在人类的饮食非常丰富，但人的大脑还停留在食物短缺的时代，所以大多数人都是一见到自己喜欢的食物便挪不开步，所以造成了这么多的肥胖。

　　同样的道理，现在人类的大脑还是停留在原始时期，想当然地认为身高无比重要。这种思维深深地影响了个人的潜意识，进而影响了整体社会的潜在认知。

　　当然，你可以经过深思熟虑觉得身高不是那么重要，但是在95%的感性时间里你还是会受到很大的影响，比如当一个身材高大的人靠近时，你还是会不自觉地产生压迫感。而且所有人都会有这种感觉！

　　所以不是你自己渴望身高，而是你的潜意识渴望身高、是人类整体的潜意识渴望身高。因此，在潜意识的作用下，身高才能对性格、择偶、事业等产生巨大的影响。

　　接下来，我再讲讲身高是如何影响个人性格的。

　　在孩子的成长过程中，孩童时期的打斗嬉闹过程——这有点像远古时期的人类，不借用工具和复杂的社会关系，往往直接通过身体来决定胜负。在这里，身材高大的小孩往往更有优势，他们在玩闹过程中形成了优势感与自信心，这些因素会在不知不觉中影响一个孩子的人格。这种孩子更容易有自信，更容易有领导力。相反，身材矮小的孩子就容易产生自卑、怯懦的性格，在成长的过程中，需要花更多的时间克服这些性格缺陷。

除了性格，身高还能影响整个社会的选择。先说说比较直接的体育竞技行业。在一些运动项目，只要直接比拼身体，身高就有非常决定性的作用。

就拿篮球运动员来说，即便速度、力量、技术都过硬，如果身高不足也很难弥补竞技层面的差距。即便像阿伦·艾弗森这样拥有惊人爆发力的天才，他的职业道路也异常艰难：身高 183cm 的艾弗森在职业篮球运动中往往处于绝对的劣势，他需要付出比一般对手多得多的努力才能取得一些成就，这也是他退役后落下一身伤病的原因之一。当然，艾弗森的身高相对于普通人而言不矮。

除了打篮球，身高在跑步中的作用也很明显。博尔特就是一个很明显的例子，他所取得的成就与身材高大有着直接的关系，跑步的时候迈两步顶别人迈三步，这是一种巨大的优势。

另外，体育竞技活动是现代人很重要的精神寄托，经媒体扩散，其影响力能够覆盖全世界。所以身材高大获得的优势也会被普通人深刻地感受到，这也会影响到人类的潜意识。

除了在体育界，身高在政、企两界也有着难以置信的影响力。《决断 2 秒间》的作者马尔科姆·葛拉威尔发现，《财富》五百强企业 CEO 的平均身高要比美国成年男性的平均身高高出 8cm。而且在 1900 年以来的 28 次美国大选里面，有19 次都是身材较高的人当选。

所以说"身高优势"已深入人的潜意识，不以人的意志为转移。所以长得高的人更容易获取社会资源，也更容易获得成功。这些都证明了身高无论对自己还是对社会认知都有很明显的影响作用。

所以真正的结论是：现在社会，即使发明了工具代替人类干活，但身高的作用也一点没有降低，它反而增强了。而且，随着人的社会属性进一步增强，需要更多人与人之间的协作，身高对整体协作的影响力也逐渐凸显。此外，现代媒体的普及让社会更容易受到偶像文化的影响，很多年轻人都想拥有"和偶像一样的大长腿",很多孩子都渴望像科比那样驰骋在篮球场上,这些都深切影响了整个社会的价值观。

所以说人类整体的潜意识觉得长高这件事很重要,它就真的很重要,无论你认不认可它。所以为了能有一个美好的人生,能长多高就长多高吧。就像周星驰所说的,他的一生都想当偶像派,而不想当实力派!

2. 怎样预测孩子的未来身高?

我们现在已经明白了每个人都是想长高的,而每个家长也希望自己的孩子能够长到理想身高。遗憾的是,每个孩子的身心情况不同,所处的环境以及遗传条件也不尽相同,这就决定了每个孩子都存在不同的生长潜力。因此,要想确保孩子趋向于理想身高,首先要做的就是对其未来身高进行合理的预测。目前,比较流行的身高预测方法主要有三种。

第一,遗传公式预测身高。

世界卫生组织 WHO 已经发布了适合亚洲人的遗传身高预测公式:

男孩成年终身高 =(父亲身高 + 母亲身高 +13cm)/2 ± 7.5cm

女孩成年终身高 =(父亲身高 + 母亲身高 -13cm)/2 ± 7.5cm

这个公式包含了遗传与环境两个方面,我们可以把它分成两部分,第一部分是:(父亲身高 + 母亲身高 ±13cm)/2。它代表了孩子的纯遗传身高。其中,计算男孩的时候"+13",计算女孩的时候"-13"。第二部分则是"±7.5",它代表了后天环境要素的影响。

举个例子,小明(男孩)父亲的身高为 175cm,母亲身高为 163cm,那么小明的纯遗传身高就是(175+163+13)/2=175.5(cm)。也就是说,如果小明在成长过程中没有受到任何后天作用的影响,那么他的最终身高会在 175.5cm 左右。但实际上,人从出生起就摆脱不了环境的影响,第一部分的遗传公式并不准确，我们需要在它的基础上加上第二部分。还是以小明为例，他在环境影响下的遗传身高应为：

（175+163+13）/2-7.5~（175+163+13）/2+7.5 即 168cm~183cm

由公式我们可以得出这样的结论：在非常不利的环境中，小明的最终身高可能会停滞在 168cm；但在良好的外力作用下，其最终身高也可能会达到 183cm。也就是说即便遗传起到了作用，但在不同的环境下仍然可能造成 15cm 的身高差！

第二，骨龄检测预测身高。

很多家长都知道通过检查骨骺线可以判断孩子能否继续长高，但骨骺线 X 光片却有着不小的局限性，因为它无法预测孩子的身高增长潜能以及可能存在的成长风险。为了弥补这一缺陷，骨龄检测应运而生。顾名思义，骨龄即骨骼的年龄，它和我们的生活年龄存在着如下关系：

生物年龄（骨龄）－生活年龄的差值在 ±1 岁以内的称为发育正常

生物年龄（骨龄）－生活年龄的差值 >1 岁的称为发育提前（早熟）

生物年龄（骨龄）－生活年龄的差值 <-1 岁的称为发育落后（晚熟）

简单来说，骨龄与生活年龄相等或差值在 1 岁以内为正常；骨龄大于生活年龄 1 岁以上就是早熟；骨龄小于生活年龄 1 岁以上就是晚熟。

例如，一个 12 岁的孩子骨龄为 10 岁，那么家长不用太过担心，虽然他有发育迟缓的可能性，但其骨骺线闭合也会较晚，只要随时观察，注意调理即可。但是，如果一个 12 岁的孩子骨龄为 14 岁，那么家长就要小心了，因为孩子有极大可能是性早熟，其骨骺线提前闭合的概率较高，如不及时进行身高干预，就可能导致身材矮小。

检测骨龄的时候只需要一张左手的 X 光片即可，因为手掌在身体中拥有的骨骼非常复杂，包括手指骨、掌骨、腕骨共 27 块骨骼，所以根据这些骨头的成熟度和已经架构的完整数据库进行对比，就能估算出骨龄。然后通过骨龄可以估算出骨骺线何时会闭合，从而计算出孩子未来的身高。

骨龄检测的时间相对自由，只要孩子达到 3 岁以上就可以进行。相对而言早一点检测可以及时发现孩子生长发育中存在的问题，以便采取针对性措施。

另外，业界公认的骨龄最佳检测时间是性发育前期，即青春期初期（男孩大约 10.5 岁左右，女孩 9.4 岁左右）。因为这个时期是孩子增高的最后一个高峰期，女孩以乳房发育为标志，男孩以睾丸增大为标志。在这个时期，很容易判断孩子的生长潜力，也更容易发现潜在的病变。

第三，基因检测预测身高。

一个人的身高会受到遗传与后天环境的影响，其中遗传占了 70% 的作用，所以我们可以利用最新的科学技术分析与身高相关的 11 个基因，还可以通过基因芯片检测出 70 余万个位点的遗传信息，从而准确预测出孩子的身高发展潜力。

基因检测技术发展到今天已经相对成熟，很多基因检测机构只需要孩子出生一个月以上、且有 1 毫升唾液作为标本就可以在 2 周后得出较为精准的身高预测结果。此外，基因检测还可以利用各种技术手段针对孩子的身高问题提出相应的解决方案，从而为科学长高提供最有价值的信息。

以上三种预测身高的方法各有优缺点，遗传公式的优点是简单易操作，足不出户就可以得出结果。但其缺点也很明显，就是预测区间较大，前后相差 15CM，这使预测结果相对粗略。

骨龄检测对身高的预测比遗传公式更为精准，也能通过骨龄与实际年龄的对比判断孩子激素分泌是否正常。但是，骨龄受性激素的影响太大，尤其是步入青春期的孩子，其骨龄与年龄的差值随时都在变，所以孩子在进入青春期后至少要每年检测一次骨龄才能得到相对准确的数据。

基因检测可以直接对影响身高的基因进行分析比对，预测结果的准确程度非常高。但是，影响身高的原因错综复杂，除了营养、运动、睡眠、情绪和内分泌外，还包括生活习惯、家庭状况以及其他难以预料的因素。所以基因检测的结果也只能作为重要参考，而无法就此对孩子的未来身高下定论。

　　总之，三种预测方法我们要用辩证的眼光来看待，将它们综合起来准确度会更大一些。

3. 怎样才能让孩子长至期望身高

如果孩子未来身高的预测值和期望身高相符，那固然非常幸运。但现实中孩子的未来身高预测值往往低于期望水准，有的甚至相差很远，这就需要我们依靠科学的身高管理进行干预。

通常，我们把从身高预测开始到孩子达到期望身高的这个过程统称为身高管理，这是其宏观定义。

从微观层面来讲，科学的身高管理就是在遗传的基础上，利用科学手段预测孩子的最终身高，然后对其身高变化进行实时的监测、反馈和记录，从而有针对性地在营养、运动、睡眠、情绪、内分泌等方面做出相应的管理计划，以此来促进孩子的生长发育。

身高管理的核心有五要素，分别是营养、运动、睡眠、情绪和内分泌，而它们的共同作用对象就是生长激素。要想深入了解生长激素，我们首先要明白一个基础性问题——人是怎样长高的。

其实，一个人的身高就是头骨、脊椎骨和腿骨的总长度，可以说骨骼的长度决定了人的高矮。而骨骼的生长又是由脑垂体分泌的生长素决定的。因此，生长激素一直被认为是促进骨骼线性生长的最关键因素。

骨骼有多种组成部分，包括骨干、骨骺、干骺端等。在骨骺与干骺端之间有一个软骨板，又叫骺软骨或骨骺线。而生长激素就作用在骺软骨上，以此来促进骺软骨内的软骨细胞不断分裂增殖，使骨骼慢慢变长。随着年龄的增长，骺软骨会慢慢失去分裂增殖的能力，并逐渐骨化。当骺软骨因彻底骨化而消失时，人体就会停止长高。

举个通俗的例子，人体长高的过程就像建筑工人盖房子，生长激素就相当于建筑工人，它们指挥骨骼不断地吸收营养，使之不断变粗变长。单位时间内，工人的数量越多，搬的砖才越多，房子才会建得越高。

通常，科学的身高管理可以分为6个步骤：①进行身高评估并预测未来身高→②明确与期望身高的差距→③制订科学的身高管理计划并实行→④监测、反馈、记录孩子各个阶段的生长发育状况→⑤根据监测、反馈、记录随时调整身高管理计划→⑥使孩子达到期望身高。

但在现实生活中，很多父母的身高管理方案存在误区，这就很可能使得孩子的身高增长缓慢甚至停滞不前。主要表现在以下两个方面。

（1）认为身高增长应当顺其自然。"顺其自然派"的家长又可以分为两类，一类家长对孩子的身高问题不重视，认为自己的孩子不可能长不高。例如，有的夫妻本身都是高个子，所以他们觉得自己的孩子也会遗传到高大的身材，而自己不需要干预。

另一类家长则不敢对孩子的身高进行干预，因为他们害怕有副作用，影响孩子的身体健康。

（2）干预方法不得当。这类父母对孩子的身高可能相当重视，也能够积极采取措施，但方法却不得当。例如，让孩子摄入过多的营养素或盲目服用各种补剂；给孩子设计的运动、睡眠规划不合理等。前者容易引发性早熟，后者则可能间接影响到生长激素的正常分泌。

那么，如何避免这些误区呢？我们首先应该明确，遗传虽然对身高起到了不小的作用，但环境因素的影响依然不容小觑。而遗传公式也告诉我们后天环境因素可能会导致 15cm 的身高差！这些事实完全可以给不重视身高管理的家长敲响警钟。

其次，我们要知道身高是可以安全改变的，只要管理方法得当，完全可以做到无副作用或副作用远远低于正面作用。通过身高管理安全改变身高的一个典型案例当数林书豪，他并没有像姚明那样拥有良好的遗传基因，更多依靠着后天干预实现了"逆袭"。

据悉，林书豪父母身高均为 168cm，如果运用科学的方法预测，林书豪的遗传身高应该是 174.5cm，即便是通过身高管理后其最终的身高预测值也不到 183cm，但他却长到了 191cm。

另一个典型例子就是日韩这百年来的身高增幅已经超过了中国。众所周知，日韩都不是移民国家，这决定了它们无法通过引进外来基因的方式达到身高倍增，只能依靠后天科学的身高管理弥补差距。

在日本，政府会通过立法为孩子提供免费的牛奶和营养餐，这就是著名的"牛奶计划"。另外，日本当局还规定了孩子们每天必须要进行的运动量以及睡眠时间，甚至连拍摄骨龄光片的周期也做出了要求，这些举措最终使得日本人的平均身高在短时间内实现猛增。

在韩国，2000 年之前首尔就已经有专门的身高促进专科医院，并培养大批相关医务人员来推广与营养、睡眠、运动以及情绪相关的"身高促进综合干预系统"，同时主张定期监测孩子身高、体重和骨龄。在这些因素的推动下，韩国青少年的平均身高提高到亚洲第一。

一个个鲜活的例子都向我们证明，只要我们采用科学的身高管理措施，就一定能安全且高效地改变孩子的身高。

4. 什么是身高五要素?

虽然人的身高有 70% 取决于遗传,但随着经济的发展和生活水平的提高,人们已然可以摆脱遗传关系的绝对束缚,达到理想的身高。我们在前文中提到过营养、运动、睡眠、情绪和内分泌,它们就是外界熟知的"身高五要素"。五种要素就像金木水火土一样,相辅相成,缺一不可。下面我就分别进行阐述。

第一个要素是营养:该要素是增高的关键。我们日常所需的蛋白质、氨基酸、碳水化合物、维生素、脂肪、矿物质等都是由食物供给的,所以如何平衡膳食,均衡地补充营养就显得非常重要。

就拿蛋白质来说,8 岁的孩子每天需要 40g 蛋白质,这就相当于一天吃二两（100g）猪肉,一个鸡蛋,外加二两（100g）黄豆。当然,这只是众多搭配方式的一种,只要吃得恰当,依靠日常饮食就可以满足孩子成长所需的各种营养物质。

此外,即便饭菜营养丰富,也不能让孩子吃得太多,大约七八分饱就可以了,因为适当的饥饿感有利于生长激素的分泌。

第二个要素是运动:据相关专家统计,经常运动和不经常运动的孩子比,前者平均身高高出后者 4~8cm。值得强调的是,运动也需要技巧和方法。例如,8 岁之前尽量不要让孩子做负重较大的运动,热身不充分时尽量不要跑步等。

第三个要素是睡眠：睡眠对于身高增长的好处不言而喻，因为生长激素分泌最旺盛的时候就是在夜间熟睡期，全天 70%~80% 的分泌量都会在这一期间完成。而且，我们既要保证孩子有充足的睡眠时间，还应在生长激素分泌高峰期让他们处在睡眠状态。通常，生长激素分泌高峰期分别在晚上 9 点到凌晨 1 点；早上 5 点到 7 点。这两个时间段，要保证孩子已经睡着了。

第四个要素是情绪：孩子经常处于情绪不稳定的情况之中时，他的生长激素分泌量就会减少，身体发育自然也会受到影响。而且，情绪不稳定也会影响食欲和睡眠质量，在这种交互影响之下，孩子就很难长到理想身高。

此外，环境的变化和孩子成长也有关系。例如，新学期换新班级、搬家等等，诸如此类都会让孩子压力变大，生长激素分泌降低。这时候家长就需要对当前的身高管理计划做出调整，运动、饮食、生活环境都要以快乐、不勉强为最高原则。

第五个要素是内分泌：运动、营养、睡眠和情绪以及自身的疾病都会影响内分泌，而内分泌又可以通过激素调节新陈代谢，从而促进身体生长发育。所以，与内分泌有关的生长激素、甲状腺激素、肾上腺皮质激素、性激素等都会对身高产生重大影响。

需要注意的是，孩子的内分泌系统病变将会直接影响各类激素的分泌，类似况状对于生长发育的影响是空前的，在这样的情况下家长切不可擅作主张，一定要带孩子及时就医。

营养、运动、睡眠、情绪、内分泌五要素是影响孩子身高的关键所在，也是身高管理时首先要考虑的问题。每一种要素的缺失都会产生联动反应，我做了一个示意图，如下（图 1-1）：

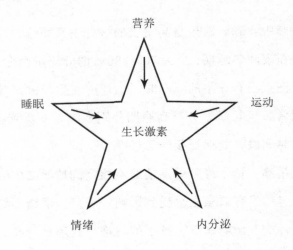

图 1-1

例如，挑食的孩子营养得不到合理补充，长此以往容易引发慵懒、四肢乏力等现象，所以他们往往也对运动提不起兴趣；而运动缺乏的孩子往往睡眠质量差，这又会对情绪造成影响，最后导致内分泌失调、生长激素分泌减少。也就是说，身高五要素不仅可以相互影响，而且它们最终影响的都是生长激素的分泌。

所以，在对孩子进行身高管理的时候，身高五要素一定要全部考虑到，不可有丝毫遗漏。

5. 怎样判断孩子能否继续长高

当我们因为颈椎痛或骨折去医院的时候，医生通常会建议我们先拍一张 X 光片，这样更容易诊断病情。其实，判断孩子能否继续长高也可以用一张 X 光片解决，只需要在左手手腕正手位或膝盖等部位拍一张，观察一下骨骺线有没有闭合就可以了。

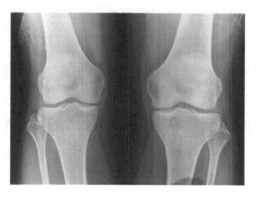

图 1-2

图 1-2 就是一张骨骺线的 X 光片，很多人误以为骨骺线就是图中那个巨大缝隙，其实那只是关节，真正的骨骺线在关节上方不远处，我们可以隐隐约约在图中看到一条透明光带，这才是骨骺线的正确位置。骨骺线的下方叫骨骺，上方叫干骺端，再往上则是骨干。

骨骺线会随着孩子年龄的增长而慢慢变细，最后完全骨化。这时候，我们可以认为孩子的骨骺线已经完全闭合，身高不可能继续增长了。

骨化本身虽然是不可逆的，但骨化的速度却因人而异。特别是对于处在青春期的孩子而言，性激素、甲状腺激素、肾上腺皮质激素的分泌都会影响骨骺线的闭合，而身高五要素也会间接的影响骨化进度。与此同时，随着骨龄的增加，骨骺的分裂增殖能力会迅速降低，直到完全停止。

通常，男性在 17 岁左右，女性在 16 岁左右骨骺线就会完全闭合。虽然男性比女性青春期来得晚，但时间更长，所以男性骨骺线闭合的时间较晚，这也是男性身高普遍高于女性的原因之一。遗憾的是，并不是每个人的骨骺线闭合时间都是正常的，很多孩子会出现骨骺早闭或者晚闭的情况，太早闭合可能导致身材矮小，太晚闭合则可能导致巨人症。

骨骺线检测虽然强大，但我们也不能就此认为它是万能的。有的家长带着孩子去医院做了骨骺线检测，只要发现骨骺线没有闭合就非常高兴，实际根本不是这样：即便当前骨骺线没有闭合，也不能排除早熟的情况——早熟的孩子的身高可能会在某段时间内增长迅速，甚至远远超过同龄人，但骨骺线会提前闭合，其最终身高反而不理想。

所以，我们只能把检测骨骺线作为身高管理的一项参考，用来辅助判断孩子能否继续长高，除此之外还要配合身高管理的其他方法才能真正起到理想效果。

6. 身高这样测才更准

如果我问一位家长，他的孩子出生的时候有多重，他通常会不假思索地告诉我正确答案；但如果我问他孩子出生时的身高是多少，他可能未必回答准确。这说明有相当一部分家长还没有养成测量孩子身高的习惯或者不清楚测量的正确方法。而这一点，恰恰是身高管理的重点之一。因为无论是预测孩子的未来身高还是计算其生长速度，都必须以定期而准确的身高数值为前提。

有些家长可能会说："不就是量身高吗，只要有尺子量一量不就行了，非常简单呀。"但实际上量身高根本不简单，稍有疏漏就会得出错误的数值。

在身高测量的过程中，首先要选择合适的测量仪器。可以是儿童身高3D墙贴，但最好是用专业的身高计。下面我以身高计为例，详细讲解一下测量身高的具体步骤。

第一步：将体重计平放在靠墙跟处，让孩子光脚且以立正姿势站在身高计的底板上。

第二步：让孩子的脚跟、臀部和两肩紧靠身高计的立柱并保持一条水平线。两脚并拢，两脚尖呈45°，眼睛平视，下颌回收。

第三步：家长移动身高计的水平板，让其慢慢下降到孩子的头顶。注意不要让孩子梳发髻，这可能造成2~4cm的误差。

第四步：确定孩子姿势正确后记下测量数值，中间间隔30秒左右继续测量。对比两次数值，差值不得超过0.3cm。如果超出就要考虑身高测量器本身的问题或者两次测量时孩子的姿势是否发生了变化。

第五步：每隔 1~3 个月测量一次，将结果做成表格比对分析。

注意事项：

（1）一定要随时观察孩子眼睛是否平视，因为有的孩子站在身高计上时会下意识地仰视父母，这就难免会造成一定的误差。

（2）保证同一时间、同一身高计、同一测量人。

（3）测量时间最好选择早上，因为孩子经过一晚上的休息，脊柱已经恢复，腰板也会挺直。这时候测量身高相对准确。

另外，对于刚出生的孩子来说，每个月的生长速度都不同。尤其是出生后的前三个月，其身高增速更是处于一生中的巅峰期，所以此时最好能一个月测量一次身高。

7. 怎样快速判断孩子身高是否正常

日常生活中，很多家长会通过孩子在课堂上座位的位置、衣裤的大小变化以及与同龄孩子的比较来推断其身高是否正常，但这些方法太过粗略，误判的可能性也较大。因此，我们可以在已知孩子身高具体数值的情况下，采用更加科学的方法做出更为精准的判断。

判断的依据有两个：一是孩子目前身高与标准身高的差距；二是孩子目前身高的增长速度与标准增长速度的差距。对于第一个判断标准，我们可以参考最新的身高标准表，如下所示：

2018 年国家卫生健康委员会发布的最新身高标准

7~18 岁男孩身高				
身高（单位：cm）				
年龄 下等	中下等	中等	中上等	上等
7 岁 113.51	119.49	125.48	131.47	137.46
8 岁 118.35	124.53	130.72	136.90	143.08
9 岁 122.74	129.27	135.81	142.35	148.88

7~18 岁男孩身高					
年龄	身高（单位：cm）				
	下等	中下等	中等	中上等	上等
10 岁	126.79	133.77	140.76	147.75	154.74
11 岁	130.39	138.20	146.01	153.82	161.64
12 岁	134.48	143.33	152.18	161.03	169.89
13 岁	143.01	151.60	160.19	168.78	177.38
14 岁	150.22	157.93	165.63	173.34	181.05
15 岁	155.25	162.14	169.02	175.91	182.79
16 岁	157.72	164.15	170.58	177.01	183.44
17 岁	158.76	165.07	171.39	177.70	184.01
18 岁	158.81	165.12	171.42	177.73	184.03

2018 年国家卫生健康委员会发布的最新身高标准

7~18 岁女孩身高					
年龄	身高（单位：cm）				
	下等	中下等	中等	中上等	上等
7 岁	112.29	118.21	124.13	130.05	135.97
8 岁	116.83	123.09	129.34	135.59	141.84

7~18 岁女孩身高				
年龄	身高（单位：cm）			
	下等	中下等	中等	中上等	上等
9 岁	121.31	128.11	134.91	141.71	148.51
10 岁	126.38	133.78	141.18	148.57	155.97
11 岁	132.09	139.72	147.36	154.99	162.63
12 岁	138.11	145.26	152.41	159.56	166.71
13 岁	143.75	149.91	156.07	162.23	168.39
14 岁	146.18	151.98	157.78	163.58	169.38
15 岁	147.02	152.74	158.47	164.19	169.91
16 岁	147.59	153.26	158.93	164.60	170.27
17 岁	147.82	153.50	159.18	164.86	170.54
18 岁	148.54	154.28	160.01	165.74	171.48

我们假设一名 10 周岁的女孩身高测量值为 156cm，父亲身高为 165cm，母亲身高为 162cm。

由上表可以看出，10 岁女孩的中等身高仅为 141.18cm，而她却达到了 156cm，超出了上等水平。遇到这种情况不要高兴太早，因为有三种可能性。

（1）孩子遗传了高个子父母的基因。

（2）孩子经过了科学的身高管理且后天环境要素优越。

（3）性早熟。

因为孩子父母较矮，所以她继承优秀遗传基因的情况几乎不可能发生。严谨起见，我们还是回顾一下前面提到过的遗传身高计算公式：

男孩成年终身高 =（父亲身高 + 母亲身高 +13cm）/2 ± 7.5cm

女孩成年终身高 =（父亲身高 + 母亲身高 -13cm）/2 ± 7.5cm

由公式我们计算出女孩的纯遗传身高为（165+162-13）/2=157（cm），加上环境要素后的最终身高波动范围为 149.5~164.5cm，所以她在 18 岁时的身高应当在中下等与中上等之间徘徊。

但是，她目前的身高却意外地超出相关年龄段上等水平。除非能创造林书豪那样的奇迹，否则就有可能是性早熟。为了验证这一点，家长需要在此时带孩子去医院拍摄 X 光片检测一下骨龄，然后再做进一步的判断。

我再举第二个例子，一个 12 岁的男孩身高为 143cm，父亲身高为 179cm，母亲身高为 160cm，怎样判断他的身高状况呢？

从表格上我们可以看到 12 岁男孩的中等身高为 152.18cm，他显然没有达到标准。当然这也可能是遗传所致，所以我们需要计算出他的遗传身高才能做出进一步判断：（179+160+13）/2=176cm——对照 18 岁时的身高数值，我们发现这是一个接近中上等的水平。

但是，就目前的实际身高来看，这位孩子连中下等的水平都没到，所以我们可以推测该男孩的身高管理没有做到位。解决方法就是在营养、运动、睡眠、情绪、内分泌等方面对其进行强化干预。

通过当前身高与标准身高的对比虽然可以较为精准的判断现阶段孩子的身高是否正常，但生长发育无时无刻不在进行，也许当前孩子的身高并没有低于标准值，但在往后的一段时间可能会显著落后。为了应对这种情况，我们还需要检测孩子的年生长速度，此时，我们需要掌握计算年生长速度的公式：

生长速度（厘米 / 年）= 身高增长量（厘米）÷ 时间差（月）× 12

其中，时间差必须要在 3 个月以上。例如，小刚在 7 周岁生日的那一天测出身高为 126.3cm；半年后再次测量，身高长到了 128.5cm。那么小刚的年生长速度为：

（128.5-126.3）÷6×12=4.39（厘米/年）

得出具体数值后，我们参考生长速率表如下所示：

成长阶段	生长速度	测量身高频率
第一年 （大约长 25cm）	0~3 月每月长 3cm 4~6 月每月长 2cm 6~12 月每月长 1~1.5cm	每 1~3 个月量一次身高
第二年 （长 10~12cm）	每年长 10~12cm	每 3~6 个月量一次身高
第三年至青春发育期	每年长 5~8cm	每 6 个月量一次身高
青春期 （男孩约 10.5 岁开始， 女孩约 9.4 岁开始）	男孩每年增长 8~12cm， 共长 25~30cm 左右； 女孩每年增长 6~8cm，共 长 20~25cm 左右	每 6 个月量一次身高

由上表可知，7 岁的孩子每年大约生长 5~8cm，而小刚只长了 4.39cm，所以即使他的身高数值仍然处在正常范围，但增长速度已经偏慢，需要引起足够的重视。

总的来说，孩子出生后第一年没有长够 23cm、第二年没有长够 9cm、第三年没有长够 7cm、4 岁以后一年没长够 5cm、进入青春期一年没长够 6cm，这些都属于生长异常，家长应当在排除疾病的同时，积极干预孩子的身高。

另外，除了身高增长速度，体重增长速度也很重要。体重过大就会压迫脊椎影响身高，同时还存在有性早熟的风险。通常，孩子 3 岁之后一年的体重增长不要超过 2kg，如果超出了 3kg，就有非常大的概率造成肥胖，进而可能导致性早熟。

有的人可能还会问，这个方法虽好，但只有 7 岁以上的身高标准，我的孩子不到 7 岁，那怎么判断身高问题呢？

对于 0~7 岁的年龄段，我们可以参考相关部门在 2015 年对中国九个城市 7 岁以下的儿童体格发育调查表，具体如下所示。

表格来自"2015 年 3 岁以下九市城区儿童体格发育测量值"

年龄（月）	身高（cm）	
	男	女
初生	50.4 ± 1.6	49.8 ± 1.6
1~2	56.3 ± 2.1	55.2 ± 2.0
2~3	60.2 ± 2.2	58.9 ± 2.1
3~4	63.4 ± 2.1	61.9 ± 2.2
4~5	65.8 ± 2.2	64.1 ± 2.1
5~6	67.7 ± 2.3	66.1 ± 2.3
6~8	69.5 ± 2.3	67.9 ± 2.3
8~10	72.5 ± 2.4	70.9 ± 2.6
10~12	75.1 ± 2.6	73.7 ± 2.7
12~15	77.6 ± 2.7	76.2 ± 2.7
15~18	81.4 ± 3.0	80.1 ± 3.0
18~21	84.0 ± 3.0	82.8 ± 3.0
21~24	87.3 ± 3.1	86.1 ± 3.1
24~30	90.6 ± 3.6	89.3 ± 3.6
30~36	95.6 ± 3.8	94.3 ± 3.8

表格来自"2015 年 3~7 岁九市城区儿童体格发育测量值"

年龄（岁）	身高（cm）	
	男	女
3~3.5	99.4 ± 4.0	98.3 ± 3.8
3.5~4.0	103.2 ± 4.1	102.0 ± 4.0
4.0~4.5	106.7 ± 4.2	105.4 ± 4.1
4.5~5.0	110.1 ± 4.5	108.9 ± 4.4
5.0~5.5	114.1 ± 4.6	112.8 ± 4.5
5.5~6.0	117.1 ± 4.7	116.0 ± 4.6
6.0~7.0	121.8 ± 4.9	120.2 ± 5.0

最后，为了便于记忆，我特意编了一个口诀，有兴趣的家长可以背一背：

身高判断量为先，

对照图表把数看。

等级分化随身记，

遗传公式严把关。

得出结果忌盲目，

最后别忘速度算。

8. 青春期的身高增长规律

有位母亲对我说过这样一件事，她的儿子今年 13 周岁，但身高已经到了 165cm。此时班里绝大部分男生的身高还在 160cm 左右徘徊，所以 1.65cm 自然显得与众不同。而她也一直为孩子的身高感到自豪，毕竟对于一个 13 岁的孩子来讲，能达到这个身高很难得。她当时乐观地认为，自己的孩子在 18 岁时长到 180cm 是很正常的一件事。但事实上，这位家长的如意算盘打错了，孩子最终成了"小时了了，大未必佳"。

因为就在前不久，她发现刚满 13 岁的儿子脸上出现了络腮胡须，长出了喉结，声音也变了……

发觉有些异常的她带着儿子到医院进行了相关检查。检测结果显示，孩子骨龄已经到了 16 岁，而且骨骺线已接近闭合状态，以后再长 2cm 都难如登天，得知此事的她后悔不已。

青春期身高出现突增是很正常的现象，因为这一时期孩子体内的生长激素分泌会出现一个爆发期，所以很多孩子的身高都是在青春期赶超同龄人的。但青春期又是一把双刃剑，如果到来的时机不对，反而变成"身高终结者"。值得欣慰的是，青春期的到来是有征兆的，而该生长阶段的身高发育也可以通过人为干预进行调控。

我们知道，整个青春期男性身高共增长 25~30cm 左右，平均每年增长

8~10cm；女性共增长 20cm~25cm 左右，平均每年增长 6~8cm。但除此之外，我们还要了解青春期各个阶段的身高增长规律。

首先，我们要知道青春期会在什么时候到来，有的人认为男孩子遗精，女孩子月经初潮才到青春期，这其实是一个片面的认知。

男性到达青春期的最初征兆是睾丸体积的增大，然后是阴茎的增大增粗以及腋毛、阴毛的生长，接下来是声音变化以及胡须的出现，最后是遗精；对于女性来讲，到了青春期乳房最先发育，往后依次是阴毛增长、外生殖器变化、腋毛增长、月经初潮。初潮之后则会经历排卵期、痤疮期、声音变调。青春期一过，骨骺线接近闭合，身高也就停止增长了。

一般情况下，男孩在 11 岁左右阴茎就开始发育，到了 13 岁又迎来一个阴茎生长期。此时的孩子因为已经有了羞耻心而对身体的变化往往闭口不谈，直到出现腋毛、痤疮、声音变化甚至遗精之后才被父母发现，但这时候青春期已经快结束，身高增长的空间也非常有限了。

同样的道理，女孩在乳房显著增大的时候也会选择闭口不谈，甚至想办法隐藏这种生理变化。所以很多家长都是等到孩子青春期快结束了，才以为孩子刚到青春期。青春期的具体发育规律可以参考下表。

年龄	女孩第二性征	男孩第二性征
8~9	身高开始突增	刚刚具有繁殖能力
9.5~11	乳房开始发育，阴毛生长，身高增长出现高峰	身高开始突增，阴茎、睾丸开始增大（睾丸大于 4ml）
12	乳房继续增大、声音变化	身高增长出现高峰，声音变化，出现喉结

年龄	女孩第二性征	男孩第二性征
13	月经初潮开始，腋毛出现，大部分人出现痤疮（青春痘），声音彻底改变	出现阴毛，阴茎与睾丸继续增大（睾丸长到 10ml 左右）
14	乳房显著增大	声音彻底改变，出现腋毛，大部分孩子会出现轻微痤疮（青春痘）
15	脂肪增加，臀部变圆，身材看上去比以前丰满	第一次遗精，胡须出现
16	开始有规律的月经，骨骺线接近闭合	阴茎和睾丸的大小已经和成人无异
17~18	生长基本停止	体毛接近成人水平，骨骺线接近闭合

需要注意的是，青春期初始时间、发育的速度、成熟的年龄以及发育的程度无不和遗传、营养、情绪、睡眠存在密不可分的关联。同时，它们还与社会的整体发展水平正相关。

所以按照当前社会的生活水平来讲，男孩的青春期已经提前到了 10.5 岁左右，女孩则提前到了 9.4 岁左右，相对应的月经初潮和遗精也会提前。而我们最担心的，就是青春期发育提前。

因为发育提前意味着性早熟的概率增加，进而有可能带来骨骺线的提前闭合，最后则是生长的停滞，所以家长要结合实际情况及时观察并对孩子青春期的起止过程做出大致判断。当然，青春期来得太迟也是不正常的，如果女孩在 13 岁以后、男孩在 14 岁以后第二性征仍然没有出现，那孩子就有发育迟缓的可能，应该及时就医。

通常，乳房发育一年左右，女孩进入快速增长期，年龄约为 11~13 岁，此时的年平均增长速度约为 8~10cm；而男孩睾丸增大到 4ml 时会进入快速增长期，年龄约为 12~14 岁，年平均增长速度约为 10~12cm。

目前，女孩月经初潮的时间为 12.3~13.3 岁，之后身高会增长 5~7cm；而男孩子遗精之后也只剩下 7~9cm 的身高生长空间了。所以月经初潮和遗精都代表着青春期的末尾，这时候再进行身高干预，其难度就会增大不少。

在临床上，如果男孩的骨龄大于 16 岁，女孩的骨龄大于 14 岁，而且其年身高增长速度小于 1cm，我们就可以断定这个孩子已经不可能再长高了。所以 3~14 岁是身高干预的最佳时机，一旦错过，就会对孩子的成年身高产生很大影响。

实际上，如果一名孩子青春期时候的身高低于同龄期标准超过 3cm，那么这就需要家长的高度重视了。因为这名孩子很有可能无法达到同龄人的平均身高，更不用说达到理想身高了。可以说，青春期就是一场身高增长与骨龄增长的竞赛游戏。

9. 身高管理中的基础问题答疑

第一，身高管理的基础知识。

（1）什么时候要考虑对孩子进行身高管理？

很多家长有这样的观念，认为孩子早晚都长，顺其自然就好，管也没有用，孩子身高就是靠遗传。

如果使用科学的管理方法，孩子完全可以比遗传身高多长十几厘米。对于孩子的身高管理，多早都不算早，因为重视越早，效果越好！多晚都不算晚，因为早一天重视就比不重视要强。但是一定记住一个关键时间点，那就是一定要在孩子的骨骺线封闭之前。

（2）什么样的孩子长不高？

影响孩子身高的因素多种多样，通常一些不良的生活习惯会导致孩子身高偏低：如运动少、睡得晚、爱吃甜食或膨化食品等。

此外，学习压力大、没完没了的补习班等负面精神因素也会对身高带来不良影响。从身高管理的角度来讲，营养、运动、睡眠、情绪、内分泌等出现问题，都会导致孩子长不高。

（3）身高"三岁定终身"是不是真的？

民间确实有"三岁定终身"之说，我们假设一个孩子出生时候的身高为50cm整，第一年长25cm，第二年长12cm，第三年长8cm，那么他在3岁的时候身高就为 95cm。这基本就是人最终身高的一半。所以说，一个人 3 岁时能达到的身高与最终身高的关系非常密切。

但是，这并不能说明一个孩子 3 岁的时候达不到标准就一定会身材矮小。3 岁到骨骺线闭合还有十几年时间，如果在以后的时间里进行科学的身高管理，依然有希望达到理想身高。

（4）季节会影响孩子身高，这是真的吗？

是真的，世界卫生组织的一个研究小组在研究了各国青少年生长发育统计材料后表示：儿童、青少年的生长速度在一年四季中并不相同，春季长得最快，平均达到 7.3mm/ 月，长得最慢的是 10 月，平均只有 3.3mm。

孩子在春季的身高增长速度是其他三个季节的 2~2.5 倍，其原因是人体在春季新陈代谢旺盛，内分泌激素（尤其是生长激素）分泌增多，这对成长发育大有裨益。另外，经历了漫长的冬季后，气温逐渐回暖，宝宝们更喜欢进行户外活动，这能对骨骼进行良性刺激，使其增值能力得到加强，为身高增长创造了"黄金条件"。

不过，其他季节虽然身高增长缓慢，但这并不表示夏、秋、冬三季就在"拖后腿"，因为人体会利用这段时期储存营养，为将来生长做准备，所以青少年的生长发育一年四季都不能放松。当然，孩子秋冬偶尔一个月不长个也属于正常现象，只要按时检测身高，家长就会及时发现问题。

（5）从专业的角度分析，孩子矮小的类型和原因都有哪些？

矮小类型	成因或特点
家族遗传型矮小	父母身高较矮，遗传给孩子
生长迟缓型矮小	孩子生长速度低于同龄人
性早熟型矮小	第二性征过早出现

矮小类型	成因或特点
营养过剩型矮小	体重超标，横向生长
营养不良型矮小	挑食、偏食、厌食，身体羸弱，发育迟缓
发育停滞型矮小	青春期提前结束，而生长高峰期却从未出现
疾病型矮小	身体某器官、内分泌以及骨代谢等出现异常

（6）干预孩子身高有没有副作用？

很多家长一听人为干预，就担心会有副作用。这种担心是有道理的，但只要是科学的干预就不必担心。

科学的干预需要满足三种条件，一是要有效果，我们做什么事情都要有效果，否则不如不做；二是无副作用或负面作用处于可控区间；三是要有可执行性——这个概念很多家长没注意，什么叫可执行性呢，就是所采取的方案我们在日常生活中可以做到，而不是纸上谈兵。

（7）有什么快速判断孩子是否矮小的方法？

如果孩子两三年都不用换新裤子，排队总在第一排，座位也长期居于前列，

符合这些现象的我们可以基本认定为身材矮小。具体的数字量化就是 3 岁前身高增长速度小于 7 厘米 / 年、3 岁到青春期小于 5 厘米 / 年，青春期小于 6 厘米 / 年。

第二，遗传方面的问题。

（1）遗传对孩子身高的影响大吗？

按照最新研究结果，遗传只占最终身高的 70%，剩下 30% 在于后天环境的影响。所以，即便父母的身高比较理想，也不能对孩子随意放养，一些不良的生活习惯如挑食厌食、不爱运动、晚上睡得很晚等等都会使孩子"继承"不了父母的身高。

当然，在世界范围内也有相当一部分学者认为遗传对身高结果的影响只占到

45%——虽然没有绝对统一的权威论证，但遗传决定论的观点已经基本被大家否定。

（2）我的儿子14岁，身高只有160cm，但医生说正常，我还需要干预吗？

当然要干预，医学界对于"矮"的定义非常不近人情，只要男孩不低于160cm、女孩不低于150cm就会被认为正常，但实际上家长都希望自己的儿子能长到175cm以上，女儿长到160cm以上。所以，孩子的身高需不需要干预，并不是医生说了算，而是以当今社会的普遍理想身高为标尺。而且，14岁男孩的标准身高为168.2cm左右，160cm依然属于偏矮范畴，需要立即进行科学的身高管理。

（3）既然遗传因素占70%，环境因素只占30%，那为什么还要强调环境的重要性？

欧美等发达国家早就针对这个问题进行过研究和讨论，他们发现影响增高的遗传基因有上百种，有效果好的也有效果差的，具体父母会将哪一种增高基因遗传给孩子则是随机的。所以，70%只是一个相对的说法，可以作为遗传的参考，但没有确定性。

另外，环境因素对身高的影响范围达到了15cm，这完全是一个不可忽视的数字。

（4）身高会隔代遗传吗？

隔代遗传是指一家三代人中，第一代和第三代出现类似的生理表征，而第二代则未出现该表征的现象。我们知道基因有隐性和显性之分，如果在家长这一代并没有遗传到自己父母的身高，这就说明家长携带的是隐性基因，到了孩子这一代，遗传祖父母身高的概率就为四分之一。当然这只是一个大概的说法。

（5）我儿子今年9岁，身高130cm，我的身高是165cm，他爸爸的身高是180cm，孩子现在的身高正常吗？

通过计算可知这名孩子的遗传身高为 179cm，在《7~18 岁儿童青少年身高发育等级评价》里属于中上等身高，但他目前的身高却仅为中下等。很明显，这位孩子的遗传潜能没有发挥出来，要及时进行科学的身高管理，依靠环境要素激发他的生长潜能。

第三，骨骺线、骨龄问题。

（1）骨龄较大的原因是什么？

有遗传、激素、营养、睡眠、运动、药物以及情绪精神方面的因素，而这些因素基本都会与性早熟产生联系。当然，在极少数情况下也可能是由于某种病变或外力引起的，如小儿氟骨症，骨骺软骨感染，外伤性或病理性骨折，骨骺软骨冻伤、烧伤、创伤以及放射性损伤等。

（2）拍骨骺线和骨龄 X 光片的时候，选择哪个部位最好？

人体各个部位的骨骺线闭合速度不尽相同，其中手腕部闭合较早，膝盖部闭合较晚。所以不足 12 岁的孩子可以拍摄左手正手位光片；超过 12 岁的孩子拍摄膝盖关节处的正位片较为准确。需要注意的是，骨龄拍摄一般都选择左手正位，但左撇子建议拍摄右手。因为经常活动的手其骨骼结构会发生变化，容易影响检测结果的准确性。

（3）我的儿子今年 12 岁，前两年长得很快，最后两年长得非常慢，这是什么原因？

这个年龄的男孩，按照正常生长阶段来看应该是刚刚进入青春期才对，生长速度理应较快。如果是前两年生长较快而近两年生长缓慢，这就存在提早发育的可能，应该先去拍一个骨龄片，看看孩子到底骨骼发育到什么程度，还有多大的生长空间。饮食方面上调整，建议不要吃含激素的食物，不要吃太油腻、大补的东西。

第四，青春期问题。

（1）青春期结束就不长了吗？

青春期结束只代表生长潜力不高了，并不代表骨骺线的完全闭合，所以还可能存在一定的生长空间。只是这时候生长板内软骨细胞的分裂增殖活跃性较低，这时候孩子的身高如果还低于同龄人，家长就要及时带他检测一下骨龄和骨骺线。

（2）男孩手淫是不是对身高影响特别大？

传统观念认为，手淫会对身体产生极大的危害，所以有"一滴精，十滴血"之说，但随着医学的进步，这些理论已经被证实是有过分夸大成分的。其实精液中与血液成分相似的部分只占10%，精液中精子不到1%，其余都是精浆液。据悉，男人每天都会产生几千万甚至上亿的精子，即便这些精子不通过手淫排出体外，它们也会很快经历老化、死亡的过程，最后被酶溶解或通过遗精的方式排泄。

手淫本身不会对身体产生影响，但社会中对手淫有很大的偏见，这会对孩子造成无形的心理压力，这种压力才会影响孩子的身体发育。从心理学角度讲，真正先理解认同了自己，自控力才会提高，才能逐渐养成好的生活习惯。

（3）我的女儿11岁了，为什么走路老是弯着腰？

11岁正值青春初期，有一部分女孩子的乳房开始发育，但这一特征很可能会被周围同学指指点点，这就容易导致她们自卑，从而下意识地在走路的时候收胸弯腰。当然，这只是一种可能。

但不论基于何种原因，不论女孩还是男孩。弯腰驼背的姿势对生长发育都是不利的，家长在平时一定要规范孩子的姿势，强调挺胸收腹，这样既能保证胸部的健康发育，又可以避免脊柱弯曲，如此才能保证青春期孩子的正常身高增长。

（4）孩子正值青春期，每天晚上腿疼是怎么回事？

青春期孩子身高增长处于高峰阶段，这时候就容易出现"生长痛"，具体表现为膝关节周围或小腿前侧疼痛，这些部位没有任何外伤史，活动也正常，局部组织无红肿、压痛。所以孩子每天晚上疼痛极有可能是生长痛。

当然，我们也不能排除病变引发疼痛的可能，一个最简单的判断方法就是判断疼痛的性质。通常，生长痛多是肌肉痛，痛感低且断断续续，一般持续2~3个月；而病变性疼痛持续时间超过3个月，疼痛强度大，所以家长要随时做好辨别工作。

病理性疼痛需要及时就医，生长痛则可以通过转移注意力、按摩和热敷痛处、减少剧烈运动以及补充各类促进软骨细胞分裂的营养素。如酸奶、奶酪、牛奶、鸡蛋以及各类蔬菜水果等。

另外，生长痛的时候孩子体内维生素 D 的含量一般偏低，所以此时可以让他多晒太阳，吃些钙片。但最好不要服用过量补品，防止其性早熟。

Part2

营养篇——

骄人的身高竟然可以吃出来

随着生活水平的提高，营养学概念已经在全民之中普及开来，百姓的饮食观念也从吃饱过渡为吃好和吃出健康。不过困扰也随之而来——人们在为生长发育期的孩子补充营养时往往拿不定主意。有的家长听说蛋白质对孩子身体好，于是让孩子大量摄入含蛋白质的食物或蛋白粉，后来又听说补钙能防治骨质疏松，于是又给孩子买了一堆钙片吃。结果孩子越吃身体越差，越补比别人越矮。这是因为那些家长根本不知道孩子究竟缺少何种营养物质，也不知道如何补充，仅仅凭借粗略的判断和以往的经验就给孩子乱补一气，到最后成了过犹不及。

其实，就算我们已经明确知道孩子缺少何种营养，也不要以为将其补足就万事大吉，当孩子因缺少一种营养物质而影响生长发育的时候，他体内也会逐渐缺失其他营养物质。因此营养学上常常会提到"均衡"二字，包括营养均衡、膳食均衡等，目的都是在强调营养的补充一定要全面且科学。

1. 与长高有关的营养素全解析

从营养学的角度来说，人体需要六大营养物质来维持健康：蛋白质、碳水化合物、脂肪、维生素、矿物质、膳食纤维。但就目前的人们生活水平来讲，几乎所有家庭都具备给孩子补足这些营养素的能力。而且对于处在生长发育期的孩子而言，最有利于长高的营养素是蛋白质、碳水化合物、维生素和矿物质四类。

蛋白质是儿童生肌造肉的原材料，充足的蛋白质有助于孩子长得更高更强壮，而缺乏蛋白质容易导致发育迟缓、免疫力低下。

在日常生活中，蛋白质的主要来源是肉、蛋、奶，所以从饮食方面来讲，我们首先要保证孩子生长发育所需要的肉、蛋、奶。

根据《中国居民膳食营养素参考摄入量（DRIs2003）》，人体每天所需蛋白质的摄入量如下表：

年龄	男	女
0.5 岁	20g	20g
1~2 岁	25g	25g
3~5 岁	30g	30g
6 岁	35g	35g
7~8 岁	40g	40g
9 岁	45g	45g

年龄	男	女
10 岁	50g	50g
11~13 岁	60g	55g
14~17 岁	75g	60g
18 岁以后	65g	65g

蛋白质可以分为动物蛋白和植物蛋白两大类：动物蛋白主要包括牲畜的奶，如牛奶、羊奶等；畜肉，如牛、羊、猪肉等；禽肉，如鸡、鸭、鹅等；蛋类，如鸡蛋、鸭蛋、鹌鹑蛋等。另外还包括鱼、虾、蟹等海鲜。

植物蛋白主要包括大豆类，如黄豆、大青豆和黑豆等，其中又以黄豆的营养价值最高。还有干果类，如芝麻、瓜子、核桃、杏仁、松子等。此外，螺旋藻的蛋白质含量非常高，只是价格稍贵。

在肉类当中，鱼肉除了含有大量蛋白质外还具有少量易于吸收的不饱和脂肪酸，这是猪、牛、羊肉不能比拟的。而且鱼肉中含有丰富的钙、磷、铁、硒等矿物质，还有大量的维生素 A、D、B1 和 B3（尼克酸），这些都是人体必需的营养素，所以多吃鱼肉对处在生长发育期的孩子来说是非常有益的。

在此我强烈推荐深海鱼，其含有丰富的二十二碳六烯酸（DHA），这不仅是儿童以及青少年的成长因子，还具有促进大脑发育、维持脑细胞正常运作、助消化以及提高视网膜反射能力、改善视力等功效。而常规食物中的DHA相对匮乏，所以深海鱼在孩子生长发育中起到了相对重要的作用。

深海鱼种类繁多，常见的有金枪鱼、沙丁鱼、三文鱼、黄花鱼、偏口鱼、秋刀鱼等，家长们可以选择这些深海鱼为孩子补充 DHA。

碳水化合物对很多人来讲不陌生，但却鲜有人知道它的作用。其实，碳水化合物主要是为人体提供能量的。它分为简单碳水化合物（如葡萄糖、蔗糖）还有复杂碳水化合物（如淀粉和纤维素）。

其中，淀粉在体内可以转化为葡萄糖或其他单糖参与代谢，是构成机体的重要物质，可以节约蛋白质的利用，增强肠道功能。

通常，每天摄入50~100克的碳水化合物就可以满足机体所需。其主要食物来源有：糖类、谷物（如水稻、小麦、玉米、大麦、燕麦、高粱）、水果、干豆类以及根茎蔬菜类（如胡萝卜、番薯）。

从营养学来讲，人们每天摄入的50%~60%的热量都应来自碳水化合物。考虑到摄入过多的简单糖类会引起肥胖，所以孩子可以多食用豆类和全谷类食物来补充所需的碳水化合物，此类碳水化合物主要是淀粉、膳食纤维等多糖，比较有利于健康。

接下来再说维生素与矿物质，把它们放到一起是因为两者是维持日常功能所必需的营养素，而且种类繁多，缺少任何一种都会对孩子的生长发育产生影响。大多数人只知道依靠均衡饮食来补充蛋白质，但很少有人了解怎样合理补充孩子成长发育所需的维生素与矿物质。

一般来说，维生素A、C、D都和长高密切相关。而矿物质里面的钙、磷、锌也是长高所必需的。

遗憾的是有些家长只知道给孩子补充维生素C，因为该类维生素耳熟能详，生物课本里就说过缺乏维生素C会得维生素C缺乏病，症状就是牙齿松动，伤口不愈合、容易骨折等。事实上维生素C在各种水果、蔬菜中含量丰富。如枣、橘子、山楂、柠檬、沙棘、刺梨中都含有丰富的维生素C。我们常吃的绿叶蔬菜如青椒、大白菜和番茄中维生素C的含量更是十分可观。可以说，只要孩子经常吃蔬菜和水果，维生素C几乎不会缺乏。

那么中国孩子最常缺的维生素是什么呢？答案是维生素A和D，这其中又以维生素D最为稀缺。维生素D主要存在于动物的肝脏、奶酪和鱼卵中，这些都不是人们经常吃的，有些偏食的孩子甚至常年都不会碰它们。而我们日常摄入的水果、蔬菜以及谷物中维生素 D 的含量少到可以忽略不计，所以我国有很多孩子都缺乏维生素 D。

但是，它的作用却不容忽视，因为维生素 D 可以促进钙质吸收，对骨骼发育成长至关重要，缺乏维生素 D 的孩子很容易得佝偻病或糖尿病，其中佝偻病很难医治，就算康复了，也会对身体造成伤害，更别提长到理想身高了。

维生素 D 的补充方法可以选择食用少量鱼肝油以及摄入一定量的奶制品、蛋类，必要的时候可以服用一定的维生素 D 制剂。不过，最有效且公认最安全的方法是晒太阳——将体内的胆固醇自行转换为维生素 D。

维生素 A 可以保持头发、肌肤以及免疫系统的健康，预防夜盲症。另外，骨骼生长也和它有重大关系。除不让孩子多吃动物肝脏、奶油、蛋黄之外，给他们的菜谱中加入红萝卜也是一个不错的选择，因为红萝卜及其他深色蔬菜所含有的胡萝卜素也可以在体内通过转化间接地补充维生素 A。

维生素 A、C、D 与生长发育直接相关不用多说，而 B 族维生素如 B1、B2 等因为具有推动人体内糖、脂肪和蛋白质转化为能量的作用，也能和生长发育产生间接关系。它们可以通过蔬菜、糙米等物质获得。

通常，三岁之前的孩子可以通过服用维生素 A 和 D 的制剂预防佝偻病，三岁之后，基本可以通过食补来解决。

另外，孩子还要注意补充维生素 K。维生素 K 又叫凝血维生素，它的缺乏会导致体内凝血酶原合成出现障碍，最直接的外在表现就是轻微的挫伤也会导致血管破裂，并且流血不止。所以维生素 K 对于身体组织器官相对薄弱的新生儿来说尤为重要。经常摄入维生素 K 可以防止其出现包皮、肠子等部位出血的情况。

维生素 K 的主要来源中，绿叶蔬菜含量最高，其次是奶和肉类。具体有牛奶、牛肝、鱼肝油、海藻、菠菜、甘蓝、菜花、奶酪、豌豆、鸡蛋、鱼、鱼卵等。此外，各类水果、坚果中也含有较为丰富的维生素 K。

需要注意的是，母乳中所含的维生素 K 较低，所以宝宝在出生 4 个月后要对其及时添加辅食——可以是牛奶或捣碎的奶酪，以及各种含有维生素 K 的菜汤、菜泥。

矿物质在孩子生长发育中所起的作用丝毫不比维生素差，由于它在体内可以扮演多重功能，所以又被称为"生命火花"。我们可以在细胞，组织和器官中轻易找到它们。矿物质分为常量元素和微量元素，总共 20 多种：常量元素有钙、氯、镁、磷、钾、钠和铁；微量元素有锌、钴、铜、铬、氟、碘、锰、钼、硒、硅和硼。其中，常量元素中的钙和磷、微量元素中的锌是长高所必需的矿物质。

钙是骨骼的主要成分，我们身体里的钙元素 99% 都在骨骼中，所以钙直接关乎孩子的骨骼生长，进而影响到身高的增长。钙的来源比较广泛，我们常说的肉、蛋、奶里面都有钙，另外豆皮、虾皮、芝麻酱和绿叶蔬菜中都含有丰富的钙元素。

但是，即便孩子一日三餐都在摄入与钙有关的食物也不能保证钙量充足，因为每个人的吸收率不一样，而且还受到环境和膳食习惯等因素的影响。所以我们判断孩子缺不缺钙的时候，不能光看补了多少，而要看它实际的效果，比如说身高，这也是我经常建议每隔一段时间就要给孩子测量身高的原因。如果一个孩子每天都摄入了充足的营养物质，而他的身高也一直保持在正常范围，他一般不会缺钙。

反之，如果孩子身高在某个时期增长缓慢，或一段时间后身高低于同龄人很多，抑或是经常失眠、心悸或冒虚汗，那就要考虑一下是否缺钙了。在这种情况下，可以先去医院测一测骨密度，骨密度低于正常标准的就是缺钙。此外维生素 D 可以促进钙、磷的吸收，所以说缺钙的孩子要附带补一补维生素 D。

说完了钙，接下来就要谈谈磷了，因为钙和磷是骨骼的重要成分，每两个钙离子可以与一个磷离子结合沉淀在骨头上，所以人体骨骼中的钙、磷含量占到了95%。同时，磷还是所有细胞中核糖核酸的构成元素，对促进孩子的生长发育和能量补充功劳颇大，缺磷和缺钙一样，都有可能导致骨质疏松和牙齿发育异常。含磷的食物也较多，除母乳外，还有蛋黄、鱼、瘦肉、虾皮、动物肝脏肾脏、紫菜、海带、南瓜子等。

相对于常量元素的钙和磷，锌是一种微量元素，但其在生长发育过程中却有着举足轻重的作用。锌是人体内一百多种酶的组成成分，而这些酶在身体组织的呼吸与蛋白质、脂肪、糖、核酸等的代谢过程中起到了关键作用。除此之外，锌还可以促进味觉发展，增加孩子的食欲，这样更方便了其他营养元素的补充。换个角度来讲，缺锌的危害相当严重，主要表现就是挑食厌食，从而影响蛋白质、维生素和其他矿物质的摄入，严重的还会出现喜欢吃泥土、智力减退等症状以及侏儒症。

母乳中含锌较多，所以哺乳期的孩子不需要补锌；哺乳期后，由于牛奶和奶粉中锌的含量较少，通常需要额外补充。1~3岁可以选择含锌的制剂或含锌的配方奶粉，3岁之后就可以食用动物肝脏、鱼类、瘦肉、坚果、豆和蛋黄等含锌丰富的食物来补充。

虽然蛋白质、碳水化合物、维生素和矿物质都能够直接或间接促进身高的生长，但却绝非吃得越多越健康：过量摄入某一营养元素可能会干扰其他元素的吸收，严重的还会有中毒现象发生，这要求家长们一定要均衡匹配各类营养物质。

说到这里，有的家长可能会抱怨上面的知识点太多，自己一时之间不容易接受。其实不要紧，我已经编好了一个非常简单的歌诀，名为"膳食12345"，它可以让家长们在短时间内掌握基本的膳食原则，起到"临时抱佛脚"的作用：

一个鸡蛋，

两种肉类。

三种水果，

四种蔬菜。

五百毫升牛奶，

然后搭配主食。

记住每天一二三四五，

长高 666。

其中，两种肉类最好是白肉（鱼肉、虾肉、贝类、鸡肉、鸭肉）和红肉（猪肉、牛肉、羊肉、鹿肉、兔肉）的搭配。白肉不仅蛋白质含量较红肉高，而且富含不饱和脂肪酸，有调节胆固醇和心血管的作用。

红肉虽然饱和脂肪酸较多，但胜在铁、锌等矿物质非常丰富，只要注意食用量，对于孩子的生长发育也是大有裨益的。

三种水果可以自由搭配——苹果、梨、香蕉、葡萄、龙眼、石榴、菠萝、柿子、草莓、火龙果、杧果、橙子、橘子等都可以。一般水果均含有多种维生素以及钙、磷、钠、镁、铁、锌、铜等矿物质和纤维素，同时少量的蛋白质，脂肪和糖类也蕴含其中，它们都是孩子长高所必需的。

四种蔬菜的可挑选范围就更多了，像菠菜、油菜、芹菜叶、空心菜、西红柿、胡萝卜、南瓜、红苋菜、紫甘蓝等都在备选范围之内。相对而言深色蔬菜营养价值较高，因为蔬菜的颜色越深，其所含的钙、铁、胡萝卜素、维生素 K_1、维生素 A、维生素 B_2 及维生素 C 等就越多。此外，紫茄子还富含尼克酸，它可以扩张血管、防治脱皮、皮炎，同时还有缓解精神紧张、躁动不安等诸多功效。

另外，主食的选择主要是全谷类，如小麦、高粱、燕麦、大米等。它们除了含有多种维生素与矿物质外，还有许多蔬菜、水果中少有的抗氧化物。如烷基间苯二酚、γ-谷维素、燕麦蒽酰胺等，抗氧化物有延缓衰老，预防癌症的重要功效。

2. 补钙产品应该这样选

想让一名孩子的身高能达到理想状态，一定要时刻关注他对钙的摄入量：0~1岁的宝宝基本可以通过母乳获得身体所需的钙元素；1岁之后，孩子对于钙的需求陡然提升，单纯的母乳喂养或通过食物摄取可能已经无法满足实际的需要。这时候，父母除了注重饮食搭配外，还应该让孩子服用一定量的钙剂作为补充。

曾经有很多家长问我什么补钙剂最好，其实我觉得这没有绝对性，只要学会了挑选的原则和方法，自然就能选到合适的。

我在选购钙剂的时候，会遵循三个基本原则。

一是安全性，这要从钙源、生产和制剂成分来分析。考虑到钙源和生产情况不容易考察，所以我们主要在成分上着手。

二是含量，对于相同剂量不同品类的钙剂，它们在人体中被转化成钙离子的量也有很大差别。钙含量较高的制剂，孩子是无须大剂量服用的，这甚至可以在一定程度上减少身体负担。

三是吸收率，不同品类的钙剂在人体内的吸收情况也不尽相同，高吸收率的钙剂会大幅度降低身体负担，补钙效果更好。

下面是市面上常见钙剂的特性，我们可以将三个基本原则套用进去。

钙剂类别		优点	缺点
无机钙	碳酸钙	钙含量高	不同程度的消耗胃酸，尤其以碳酸钙消耗最大，很容易使人感到胃痛、恶心。而且会释放二氧化碳气体，引起胃胀、打嗝
	磷酸氢钙		
	氯化钙		有致癌风险
	活性钙		钙含量在无机钙中较低，吸收率低
有机钙	葡萄糖酸钙	易于吸收	钙含量低，口服效果不理想
	醋酸钙		
	柠檬酸钙		
	乳清钙、乳酸钙		
氨基酸螯合钙	L-天门冬氨酸钙	钙含量高，主动吸收，对胃肠刺激小，还能促进维生素吸收，适宜各个年龄段人群	制作工艺复杂，成本稍高
	其他螯合钙剂		

通过分析上表，我们首先可以排除掉氯化钙，因为它与安全性原则相悖，而且氯化钙咸味重，口感差，因此多用于工业制剂。其次，我们也可以排除无机钙中的活性钙——它由天然贝壳煅烧或动物骨骼制成，钙含量比其他无机钙低，同时碱性强、对肠胃刺激大，吸收率也低，加之含有重金属，所以也不适合做补钙剂。

表中其他的钙剂均可服用，安全性上差别不大，这时候，我们就把重点放在含钙量上。无论是片状、颗粒状还是液态的钙剂，都是以钙盐的形式存在的。钙盐不能直接被人体吸收，只有被溶解后释放出的元素钙才可以。也就是说，钙盐中元素钙含量越高，服用后人体可以利用的钙质就越多，用这样的钙盐制成的制剂的性价比也就高。

一般情况下，有机钙的钙元素含量都会小于无机钙。例如，碳酸钙的钙元素含量为 40%，磷酸氢钙为 23%；而乳酸钙只有 13%，葡萄糖酸钙则只有 9%。从含钙量来看，使用碳酸钙剂是最省钱的补钙方式，而葡萄糖酸钙则最"烧钱"。

当然，以碳酸钙为首的无机钙也有硬伤，因为其吸收过程需要大量消耗胃酸，所以很容易加重胃肠负担。

那么，孩子补什么样的钙最安全，对长高最有利呢？答案是氨基酸螯合钙。"螯"在汉语字典里的意思是节肢动物的脚，形状像钳子，寓意着螯合物就像蟹钳一样，夹住矿物质。在氨基酸螯合钙中，每一个钙离子和两个氨基酸分子都会通过技术手段螯合在一起。在氨基酸的作用下，钙剂具有了不错的脂溶性。这样，钙与其他矿物质就可以通过小肠黏膜的氨基酸通道直接进入血液，其吸收率大幅度提高。而且，氨基酸螯合钙已经经过美国弗吉尼亚大学和香港科技大学检测，鉴定结果为分子型钙源，并证实其吸收率是传统钙剂的 3 倍！

氨基酸螯合钙被吸收进血液后，并不会立刻分解为氨基酸和钙离子，而是以螯合物的形态慢慢解离。这段时间里，螯合物会持续供应机体钙离子，以便既能满足机体所需又能防止血液中钙离子过高而危害健康。所以，氨基酸螯合钙既具备无机钙的高含钙量，也拥有有机钙的高吸收率和生物利用率。

补钙虽重要，但也要考虑孩子的承受能力，过量的补钙会使孩子身体产生不适，不利于健康。如果一次性摄入超量的钙，还有可能引发高钙血症并危及生命。所以，家长为孩子补钙的同时可以参考下面的表格。考虑到孩子的饭食中也含有钙元素，所以制剂的补充量只要达到适宜标准或推荐量的 50% 左右即可。

年龄（岁）	适宜摄入量（AI）和推荐摄入量（RNI）	可耐受最高摄入量（UL）
0~1	200~250mg（AI）	1000mg
1~4	600mg（RNI）	2000mg
5~7	800mg（RNI）	2000mg
7~11	1000mg（RNI）	2000mg
11~13	1200mg（RNI）	2000mg
14~18	1000mg（RNI）	2000mg
18~50	800mg（RNI）	2000mg
50~80	1000mg（RNI）	2000mg
孕早期、孕后期、乳母	1000mg（RNI）	2000mg

$3.$ 牛奶真如传闻中那么神奇吗？

早在20世纪90年代，牛奶就在中国慢慢普及开来，并被赋予了诸多"神话"。即便到了今天，很多父母仍然认为只要孩子摄入足够的牛奶就不会缺乏营养，他们如此推崇牛奶的原因无非有两点，一是认为牛奶中蛋白质和钙的含量不低；二是因为牛奶为液态，饮用和携带都比较方便。

其实，液态化合物和固态化合物在吸收上几乎没有差别，至于是不是饮用方便则因人而异。另外，每100g牛奶中含有的蛋白质为3.3g，看似不少，实际上却不如绝大多数的肉类。因为每100g牛肉和猪肉的蛋白质含量分别达到了20.2g和17g。而且在非肉类家族也有很多食物的蛋白质含量超出牛奶甚多，如芝麻的蛋白质含量为21.7g/100g、西兰花的蛋白质含量为4.2g/100g。所以，我们只能说牛奶含有丰富的蛋白质，却不能认为仅仅依靠牛奶就能将蛋白质补足。

在很多时候，牛奶的蛋白质在吸收上效果并不是很好，因为它含有的蛋白质中有80%都是以酪蛋白形式存在的——这是一种大分子蛋白质，在肠胃中的消化时间长达5~7小时。远远大于乳清蛋白2~3小时的消化时间。所以乳清蛋白含量丰富的母乳比牛奶更容易被孩子吸收。

因此，很多医生会建议1岁之前的母亲尽量用母乳哺乳宝宝，同时少用牛奶。当然，酪蛋白也有它的作用，那就是它可以不间断分解进而有效刺激肌肉发育，所以我们最好在孩子1岁之后再给他提供牛奶。

在补钙方面，每 100g 牛奶中含有 110mg 钙元素。这个数值不算低，但在我们日常的饮食中，仍然能找到许多含钙量超过牛奶的食物。例如，100g 芝麻的含钙量为 990mg、紫菜为 330mg，而海带则高达 1177mg。另外，油菜、苋菜、大头菜、小白菜的含钙量也均在 165~330mg 之间。所以，孩子在早餐的时候可以摄入一定量的牛奶，而午餐和晚餐还要另外摄入其他含钙丰富的食物。

此外，依靠牛奶补充营养的时候还要讲求一定的原则与禁忌，稍有疏忽便会适得其反，具体如下：

（1）不论处何种年龄段的孩子，每日饮用的牛奶量都不应超过 1000ml，通常以 500ml 为宜。尤其是刚刚脱离母乳的婴幼儿，如果每天摄入牛奶过量就会出现大便隐性出血，久而久之出现贫血现象。

（2）千万不能让孩子空腹喝牛奶，这样会使奶在胃肠中滞留的时间大幅度缩短，来不及与胃液中的酶发生作用——从而阻碍了营养的充分吸收。所以，给宝宝提供牛奶的同时还应该给他吃一些含有淀粉的食物。如全麦面包、饼干等。

（3）有些父母喜欢将牛奶煮热后给孩子饮用——这本没有错，但如果将牛奶表面的一层奶油皮去掉就画蛇添足了。因为这层皮脂中的主要营养成分是维生素 A，它对于孩子的眼睛发育有积极作用。

（4）煮牛奶的时候切忌不要添加任何糖类，因为牛奶中的赖氨酸与果糖在高温作用下会发生化学反应生成"果糖基赖氨酸"，这种物质无法被孩子消化吸收，对于生长发育害处颇大。另外，牛奶也不可煮得过久，以刚刚沸腾为宜，这样才不会使蛋白质沉淀，也能保住有止泻作用的轮状病毒抗体。

（5）有的父母习惯在孩子的牛奶中加入钙粉来增强钙的含量，实际却不应如此。因为这会加速牛奶凝固，其中的营养物质也会更加难以吸收利用。

（6）牛奶不宜冰冻。只要一结冰，其中的蛋白质、脂肪就会分离，其营养价值也会随之降低。另外，牛奶不可光照，只要在阳光下照射超过 30 分钟，其中的维生素 A 与 B 就会损失约 50%。

最后需要注意的是，中国孩子乳糖不耐受的比例较西方为多，所以一旦发现孩子摄入牛奶后出现腹泻或其他不良反应就应该立即停止"牛奶计划"。

综合来讲，牛奶确实含有丰富的营养物质，对孩子的生长发育也确实有不小的益处，但对其功效却不能过分迷信。因为牛奶充其量只能作为一种营养丰富的常规饮品，在补充牛奶的同时仍需要其他食物的配合才能发挥出良好效果。

4. 赖氨酸的助生长作用与补充方法

恩格斯说过："蛋白质是生命的物质基础，生命是蛋白质存在的一种形式。"这句话虽有夸大蛋白质功效的嫌疑，但它也让我们对蛋白质的巨大作用有了更加深刻的认知。医学界认为，缺乏蛋白质的人轻则体虚血弱面黄肌肉，重则发育迟缓，形成水肿并危及生命。蛋白质的重要性几乎每个人都知道，但实际上真正作用于人体并生效的并非蛋白质，而是一种叫作氨基酸的物质。

人体摄入蛋白质之后，并不能直接吸收利用，而是先要将其分解为小分子的氨基酸。即高分子的蛋白质被分解为低分子氨基酸。我建议家长不要给孩子喝过量牛奶的原因也在这里，因为牛奶中的蛋白质为酪蛋白，它在体内不容易被分解成氨基酸，因而增加消化系统的负担。

据悉，人体有八大无法在体内自行合成、只能从外界摄取的必需的氨基酸，它们分别是蛋氨酸、缬氨酸、苏氨酸、色氨酸、苯丙氨酸、组氨酸、亮氨酸、赖氨酸。在这八种氨基酸中，哪一种最重要呢？好像都很重要。那我换一个问题，这八种氨基酸中有谁对长高帮助最大呢？

毫无疑问是赖氨酸，它在人体内可以合成多种功能物质，包括各种激素、酚类。这些功能物质可以促进胃蛋白酶分泌，提高钙的吸收及其在人体内的积累，同时还可以调节中枢神经及大脑神经。

换而言之，赖氨酸对人体增高的作用有两个，一是促进生长发育，赖氨酸可以使生长激素快速进入血液，还能刺激骨膜吸收大量的钙、磷元素合成骨骼，从而促进骨生长。与此同时，它还能够增强肌肉功能，保证儿童生长过程中拥有良好的肌肉状态，并支持骨骼的生长与身体素质的全面提高。

二是合成人体多种激素及酶类物质，增加人体血色素和免疫因子的合成，借此提高人体的免疫功能、增进食欲和改善体质。总之，赖氨酸得到合理补充的孩子一般都具备个子高、聪明、不易生病等特点，所以它被科学家们称之为"人体第一氨基酸"。

对于处在生长发育期的孩子来讲赖氨酸的作用尤其突出，一旦摄入不足，身高增长就会延缓。伴随而来的还有消瘦、骨质疏松、食欲差、贫血、焦虑、龋齿、失眠、智力低下、反应迟钝、体弱多病等。也就是说，缺乏赖氨酸的话，身高五要素包括的营养、运动、睡眠、情绪、内分泌都会受到影响，在这种情况下，长高的愿望几乎就和"奢侈品"差不多了。

对于亚洲16岁之前的儿童来讲，每日需要补充的60mg赖氨酸可以在肉类、乳制品豆类（主要是黄豆、豌豆）、山药、大枣、银杏、芝麻、蜂蜜、葡萄、莲子中摄取。

在植物蛋白中，只有黄豆、豌豆中赖氨酸含量称得上丰富，其余只能说差强人意。此外，我们经常食用的面粉、大米等谷物类食物中赖氨酸含量相对较少。因此，日常饮食中的赖氨酸基本可以满足成人需求，但对于正在长身体阶段的孩子来说却稍显不足。

针对此，家长可以自行购买一些含有"赖氨酸盐酸盐"的补剂，据悉，1g赖氨酸盐酸盐相当于10g可利用的蛋白质。

对于不足7岁的孩子，家长可以在每天的饭食中加入0.5g赖氨酸制剂（超过7岁上调至1g）。当然，我们也可以在制作面食或蒸米饭的时候按照原料0.3%的比例添加制剂。值得一提的是，纳豆也是富含赖氨酸的食物之一，日本人的平均身高能在数十年内赶上我国就有纳豆的功劳。所以，父母可以在孩子的日常饮食中加入纳豆来补充赖氨酸。

5. 市面常见几类零食的利弊分析

从孩子的身心特点来讲，完全杜绝他吃零食基本是不可能的事，而且有些零食对生长发育还是有益处的，所以父母在饮食习惯方面的管理重点应该从怎样杜绝孩子吃零食变为怎样帮孩子选择零食。我总结了市面上一些零食的优缺点，可供父母们参考。

第一，有利于生长发育的零食。

（1）奶制品：包括牛奶、酸奶、羊奶等。考虑到有些孩子喝牛奶会因乳糖不耐受而拉肚子，所以我极力推荐酸奶。酸奶有营养素 20 多种，与母乳成分相似且容易消化。另外，酸奶中含有半乳糖，这是孩子大脑与神经系统中脑苷脂的主要成分，对生长发育益处很大。

不过，奶制品的选择要慎重，像复原乳、早餐奶、乳酸菌饮品、果味奶和儿童奶等所含色素、香精、糖分较多，不适合孩子饮用。

适宜年龄：3 岁以上。

（2）水果：在这里我推荐葡萄干，其含有丰富的铁元素，能够益气补血，不仅能够促进生长发育，同时还能快速缓解疲劳。

适宜年龄：3 岁以上。

（3）坚果：大多数坚果都含有丰富的蛋白质和不饱和脂肪酸，还有补脑益智、提高视力的功效。在坚果中，我推荐的是杏仁，它含有丰富的维生素和钙、铁等元素，适合长身体的孩子吃。不过在食用时要提醒孩子注意安全，防止其卡在喉咙里。

坚果类零食我还推荐花生，它含有丰富的蛋白质、脂肪、维生素 A、D、B_6、B_2、E、K，以及钙、磷等多种矿物质。此外，它还含有八种人体所需氨基酸以及不饱和脂肪酸等，能够促进人的脑细胞发育，有增强记忆的功效。

需要注意的是，花生中脂肪含量较多，摄入过量容易发胖，所以花生零食虽然营养丰富口感佳，但一定要适量食用。

适宜年龄：3 岁以上。

（4）杂粮面包：单纯的杂粮孩子可能不爱吃，但做成酥软香甜的面包就成了他们的最爱。杂粮面包中含有丰富的植物蛋白、维生素与膳食纤维，能够在补充营养的同时增强胃肠蠕动，促进消化吸收。

适宜年龄：2 岁以上。

第二，不利于生长发育的零食。

（1）碳酸饮料：虽然碳酸饮料有一定的益处，但却不能过量饮用，因为该类饮品中磷的含量过高，容易导致孩子体内钙、磷比例失调，造成发育迟缓。

（2）各种糖果、甜饮料：吃糖过多会影响体内脂肪的消耗，造成脂肪堆积，还会影响钙质代谢。一些专业人士认为，食糖量如果达到总进食量的16%~18%，就可使体内钙质代谢紊乱，妨碍体内的钙化作用，进而影响长高。

此外，营养学术语中有"虚卡路里"的说法，即毫无营养的热量。过量饮用含高糖分的饮料会扰乱消化系统，以致影响正常饮食，造成营养不良。

（3）各种"垃圾食品"：包括油炸食品、膨化食品、罐头食品等。前两者不必多说，而罐头类制品由于在制作过程中营养损失较大，又使用了各种添加剂如香精、防腐剂、色素等——虽然可以提供大量热量，但蛋白质、维生素等营养成分却很少。长期食用这类食品，可导致儿童营养不良。

6. 0~1 岁的孩子营养与饮食规划

第一阶段：0~4 个月。

刚出生的宝宝，最需要的当然是母乳，母乳中富含宝宝成长所需的各类营养物质，而且蛋白质、糖、脂肪的比例搭配合适。更重要的是，母乳容易被消化吸收，这是配方奶粉所不能媲美的。此外，母乳中含有婴儿所需的各类免疫物质，能够预防绝大多数疾病。

对于该年龄段的宝宝，母乳喂养为最佳选择。有特殊原因不能母乳喂养的，可以选择配方奶粉，切忌牛奶喂养。另外，母亲此时也应在自身膳食方面注意，除了补充人体必需的营养物质外，还应该多食用一些有助于通乳的食物。

具体而言，哺乳期的妈妈要尽量少用煎炸多用煮炖，并且以清淡为主。此外，还要遵照传统中医"产前宜清，产后宜温"的原则，多食汤炖的温热食物。例如，母鸡炖山药、炒黄花猪腰、芪肝汤等。另外，也可以多食用虾姑，它有较强的通乳性，并且含有丰富的钙、磷等元素，无论对哺乳期的妈妈还是孕妇都大有裨益。需要注意的是，虾姑不能食用过量，食用者最好也不是易过敏个体。

为了不影响乳汁质量，哺乳期的妈妈在饮食上也应当禁食影响乳汁分泌的食物（韭菜、人参、麦芽、麦乳精、巧克力等）和刺激性食物（辣椒、酒、香烟、咖啡等）。而且，不易消化的油炸类食物和容易对肾脏造成负担的腌制类食物也要酌量摄取。

如果宝宝的皮肤出现红疹或疥疮，这有可能是母亲摄入的食物中含有造成宝宝过敏的物质。这要求母亲要随时观察宝宝的皮肤，并随时调整饮食。

另外，不要盲目服用一些催乳药或食用一些油腻的催乳食品——前者会影响乳汁的质量，后者则容易引起乳腺管堵塞。

第二阶段：5~12个月。

出生4个月之后的宝宝就可以添加辅食了，即在母乳喂养的同时，添加一些米汤、碎鸡蛋、菜汤、豆浆、钙奶饼干以及捣碎的瘦肉等。需要注意的是，4个月后添加辅食只是一个普遍现象，对于早产儿，尽量在6个月以后为其提供辅食。另外，母乳中的维生素D含量较少，所以此时可以为其购买维生素D制剂服用，用量控制在10微克以内，否则就有高钙血症的风险。

7. 1~3 岁的孩子营养与饮食规划

1~3 岁的孩子抵抗能力有所增强，大脑发育迅速但身高增长较之前为慢。这时候在补足蛋白质和脂肪的同时，尤其需要注意摄入各类维生素来增强营养物质的吸收和促进大脑发育。其中，维生素 A、B、C、D、E 都不可少，尤其是 D 和 E——前者能帮助钙质吸收，促进软骨细胞的增殖与牙齿发育；后者能够使孩子心神安宁，有效抑制烦躁不安。在具体的饮食搭配方面，需要保证以下几点。

（1）每天保证摄入 250~500ml 牛奶，也可以用鲜豆浆代替。

（2）肉、蛋、奶、鱼、蔬菜、水果的供给要充足，不可以像添加辅食的时候那样只为其提供米汤、菜汤、米粉之类，因为它们所含的能量与矿物质偏低。

（3）尽量将食物捣碎，毕竟此时孩子的咀嚼能力较差，还不能完全适应大人们的食物形态。

（4）一天至少吃三顿饭，甚至可以在中间加上 1~2 次进食。

另外，当孩子缺乏某种微量元素时，一定要在医生的建议下吃药，不能随便给孩子补充营养品。

8. 3~7 岁的孩子营养与饮食规划

这一时期孩子通常是在幼儿园中度过的，随着活动量的增大，他们对营养物质的需求量也随之提高。除了需要摄入丰富的蛋白质、脂肪、碳水化合物之外，还应注意补充各类维生素。包括加快钙质吸收的维生素 D；增强视力、保护眼睛的维生素 A；预防各类疾病，增强机体免疫力的维生素 C 和 E；促进营养吸收，促进新陈代谢的 B 族维生素。

这些看似繁多的维生素不需要填鸭式的照单全收，而是应该让孩子改变挑食的习惯，摄入种类丰富的食物。同时还要多晒太阳多运动，加速营养物质的转化与吸收利用。

除维生素外，孩子对矿物质的需求有所增加，尤其是对于钙、锌的需求甚至超过了成人。现在很多家长都会注意给孩子补钙，但与此同时他们却往往忽略了同样重要的锌。缺锌容易使孩子偏食厌食，严重时还可能引起发育不良和智力减退。所以，该年龄段的孩子每天最好保证 400ml 的牛奶摄入以补充钙，另外还要多食用红肉、鱿鱼、牡蛎等含锌丰富的食物，必要的时候还可以在专业人士的建议下服用含锌制剂。

在饮食结构方面，因为孩子此时能够摄入食物的种类已经与成人相差不大，所以他们的主食可以是馒头、窝头、米饭和各类菜肴。但仍然要避免过于坚硬、辛辣的食物，食用油也不宜摄入过多。

总的来说，孩子的饮食要尽可能的多样化，荤菜和素菜都要摄入，粗粮和细粮也尽量交替食用，这样才能保证膳食的均衡。另外，孩子只要不是很胖，饭后也可以摄入一些水果和甜点。当然，一些含有防腐剂与添加剂的零食与饮料则要想办法让孩子少吃了。

9. 7~16 岁的孩子营养与饮食规划

该年龄段孩子的活动量比学龄前又提高不少，虽然 7~9 岁的孩子身高增速相对平稳，但他们很快就会迎来青春期的迅猛增长，所以此时更要注意营养供给的问题。此外，7~16 岁的孩子最容易发胖，所以父母尽量不要让孩子摄入过多的油炸和含糖量过高的食物。

此时的孩子在饮食上仍要细嚼慢咽，不能养成暴饮暴食的习惯。再有就是保证充足的饮水量：7~11 岁的儿童每日饮水需在 900~1000ml 之间，而 12~16 岁则为 1200~1400ml。另外，孩子对热量的需求也达到了高峰，尤其是青春期（男孩约为 10.5 岁，女孩约为 9.4 岁）到来时需求量达到最高峰：男孩每天约为 2400 卡，女孩约为 2300 卡。所以此时一定要保证孩子的进食量，只要食物含糖量不高且非油炸，都不需要担心发胖而节食。

为了促进生长发育，各种蛋白质、碳水化合物、维生素与矿物质都应均衡摄入。这里要重点说一下矿物质，因为青春期的孩子对矿物质的需求是巨大的，钙、铁、锌、磷都不能少。而且孩子此时对铁的需求超过成人，尤其是女孩子，她们更容易因月经来潮而造成缺铁性贫血。所以在平时的饮食中，该年龄段的孩子可以多加入动物肝脏、瘦肉、深颜色蔬菜等含有丰富蛋白质与铁元素的食物。

总之，此时的饮食要遵循多样化原则，主食、肉蛋奶、谷物、干豆类、各色蔬菜都不能少。另外还可以食用坚果、钙奶饼干等富含营养的零食。

10. 一套题判断孩子营养问题

1. 谷类、豆类、奶类、蛋类、肉鱼类、蔬菜水果，以上食物每周能吃到几类？

A. 全部都吃（6分）　　　　　　　B. 任意 4~5 种（3分）

C. 任意 3 种以下（0分）

2. 早餐情况：

A. 每天都吃（5分）　　　　　　　B. 每周 4~6 次（3分）

C. 每周 1~3 次（1分）

3. 鱼虾贝类摄入情况：

A. 每天吃（6分）　　　　　　　　B. 每周 4~6 次（4分）

C. 每周 1~3 次（2分）　　　　　　D. 每月 1~3 次（1分）

4. 通常吃的比较多的鱼是哪一类？

A. 鳕鱼、三文鱼（4分）　　　　　B. 带鱼、鲍鱼等（2分）

C. 淡水鱼（1分）

5. 肉类摄入情况：

A. 每天吃（6分）　　　　　　　　B. 每周 4~6 次（4分）

C. 每周 1~3 次（2分）　　　　　　D. 每月 1~3 次（1分）

6. 蛋类摄入情况：

A. 每天都吃（6分）　　　　　　B. 每周 4~6 次（3分）

C. 每周 1~3 次（2分）　　　　　D. 每月 1~3 次（1分）

E. 不吃（0分）

7. 奶类摄入情况：

A. 每天都喝（6分）　　　　　　B. 每周 4~6 次（4分）

C. 每周 1~3 次（2分）　　　　　D. 每月 1~3 次（1分）

E. 不喝（0分）

8. 通常喝的是哪一类奶或奶制品？

A. 鲜奶或酸奶（4分）　　　　　B. 奶粉（3分）

C. 奶饮料（1分）

9. 通常每次喝多少奶？

A.500ml 及以上（6分）　　　　B.300~500ml（5分）

C.100~300ml（3分）　　　　　D.100ml 以下（1分）

10. 豆类食品摄入情况：

A. 每天都吃（4分）　　　　　　B. 每周 4~6 次（3分）

C. 每周 1~3 次（2分）　　　　　D. 每月 1~3 次（1分）

E. 不吃（0分）

11. 通常摄入最多的主食：

A. 大米及面食类（米饭、馒头等）（4分）

B. 油炸面食（如油条）（2分）

C. 点心或甜面食（1分）

12. 海洋藻类（海带、海裙菜、紫菜等）摄入情况：

A. 每周1次及以上（4分）　　　B. 每月1~3次（3分）

C. 每年偶尔吃（1分）　　　　　D. 不吃（0分）

13. 蔬菜摄入情况：

A. 每天1次及以上（6分）　　　B. 每周4~6次（4分）

C. 每周1~3次（2分）　　　　　D. 每月1~3次（1分）

14. 叶菜类（菠菜、油菜等）、根茎类（萝卜、芹菜等）、瓜果类（黄瓜、冬瓜等），以上蔬菜主要摄入哪些类？

A. 全部种类都吃（4分）　　　　B. 吃两类（3分）

C. 仅吃一类（1分）

15. 新鲜水果摄入情况：

A. 每天吃1次及以上（6分）　　B. 每周4~6次（5分）

C. 每周1~3次（3分）　　　　　D. 每月1~3次（1分）

E. 偶尔吃或者不吃（0分）

16. 通常喝最多的饮料是哪一种？

A. 纯水或矿泉水（4分）　　　　　　B. 市售果汁饮料（2分）

C. 碳酸类饮料（可乐、雪碧等）（0分）

17. 市售零食摄入情况：

A. 偶尔吃或者不吃（4分）　　　　　　B. 每月 1~3 次（3分）

C. 每周 1~3 次（2分）　　　　　　　　D. 每周 4~6 次（1分）

E. 每天都吃（0分）

18. 下列零食通常摄入最多的是哪一类？

A. 坚果类、肉干鱼干类（5分）　　　　B. 油炸麻辣类（0分）

C. 膨化食品、甜点心类（0分）

19. 通常饭菜的口感：

A. 淡（4分）　　　　　　　　　　　　B. 一般（3分）

C. 很重（1分）

20. 身体活动情况：

A. 经常参加户外或室内活动（6分）

B. 主要以室内活动为主（3分）

C. 不喜欢参加活动，喜欢看书、看电视、打游戏（1分）

　　以上每道题的分值都显示在选项旁边，答完题后将分数相加得出总分。

　　想知道营养测试题的答案吗？请加书背面的微信公众号"辉哥谈身高管理"或扫描书背面的二维码，点击"试题答案"后选择"营养测试题"，我发给你。

11. 身高管理中的营养问题答疑

（1）听说服用钙剂的时候必须要加入维生素D，否则效果不好，这是真的吗？

人体血液中的维生素 D 需要维持一定浓度才能使钙的吸收率提高，现在很多孩子户外运动较少，缺乏维生素 D 的现象非常普遍。所以，对于传统的钙剂来说，一定要搭配维生素 D 才能起到良好效果。

（2）液态钙是否比固态钙更容易吸收？

近几年，很多液态钙的销售者大肆吹捧自己的产品，仿佛液态的就一定比固态的好。不可否认，液态钙的确比固态钙更容易摄入，但是单从吸收角度来讲，液态钙与固态钙没有本质区别。而且，固态钙可以在磨碎之后给孩子服用，当孩子长牙后，让孩子咀嚼固态钙片还可以锻炼他的牙齿，增强其咀嚼能力。

（3）补充钙需要遵循怎样的原则？

我们在平时吃饭的时候讲究"少食多餐"，这是因为肠道有"高进入，低吸收；低进入，高吸收"的特点，所以补钙也要以这个原则为基准。每顿饭或每个时间段摄入的钙量不可太多，通常，一次 50~100mg 的摄入量最为合适（婴儿 50mg，成人 100mg）。并且尽量在两餐间隔服用，避免其他食物对钙剂产生干扰。

（4）很多医生说，最好让孩子摄入钙磷比例为 2:1 的补钙剂，有依据吗？

有依据——人体中骨骼的钙磷比例就为 2:1，即两个钙离子加上一个磷离子可以构成磷酸钙生成骨骼，所以符合这种比例的钙磷制剂对增高的效果更好。代表钙剂有磷酸氢钙与乳钙。

（5）孩子饭量比同龄人小，可以天天追着他喂饭吗？

很多人都知道，生长激素一般都是在夜间大量分泌，并且受疾病和情绪的影响。生长激素还会受到饮食的影响，确切地说是和血糖有关。人在空腹或饥饿的时候血糖低，而生长激素分泌较多，反之在酒足饭饱血糖高的时候生长激素分泌较少。所以在夜间生长激素大量分泌的时候，孩子的血糖不能太高，即睡前尽量不要吃东西。

所以，有些家长为了让孩子长高一点就天天追着孩子喂饭的做法并不合适。让孩子适当保持饥饿感，实际上更有利于生长激素的分泌。

（6）骨头汤能够起到补钙作用吗？

骨头汤里面主要成分是胶原蛋白，钙元素并没有多少，因为钙并没有溶解到汤中。

曾经有研究员做了这样一个实验：将一群年龄相仿的孩子分成A、B两组，A组孩子被要求每天喝一碗骨头汤，持续1月；B组孩子则每天吃一小碗把骨头捣碎了做成的"骨头泥"，时间也是1个月。1个月之后，当研究员对两组孩子的骨密度进行检测时，他们发现A组孩子的骨密度明显不如B组。

所以，依靠骨头汤补钙的效果并不好，而且骨头熬煮时间过长还会产生重金属沉淀，不利于孩子的成长发育。此外，汤的主要成分是水，而孩子的胃并不大，因此喝骨头汤过量还可能引起低钠血症。

（7）孩子1岁之后，可以不用奶粉而选择牛奶喂养吗？

牛奶中虽然也含有宝宝生长所需的各类营养物质，但其同时含有大量不易吸收的大分子酪蛋白，宝宝摄入后可能会增加肾脏负担，进而引起腹泻或更严重的疾病。而且，酪蛋白对胃肠的刺激也很大，可能会使血液进入大便，出现便血现象。

此外，牛奶相比奶粉也缺少足够的铁元素、维生素、氨基酸、牛磺酸、DHA等。

通常，1~3岁是宝宝从配方奶粉到牛奶的过渡期，3岁以后，纯牛奶喂养就没有问题了。

（8）多吃营养保健品有助于长高吗？

很多人认为，营养品和保健品孩子吃得越多越好，这样就能轻松长高。但医学界专家认为，日常饮食应该营养搭配合理，滥用和过量服用营养品或保健品都会引起儿童性早熟。而性早熟会使得骨骺线提前闭合、生长期缩短，最终导致身高矮小。这其中有两个关键点，一个是认清营养品和保健品的成分，一个是衡量好导致当前孩子身高较矮的营养因素，做到有的放矢。

（9）孩子很喜欢吃肉，对长高好还是不好呢？

肉、蛋、奶都是蛋白质含量比较高的食物。我们知道长高的原因是孩子骨骼在生长，而骨骼的构成成分主要是蛋白质和钙。由于肉里面的蛋白质含量相当丰富，所以适量的吃肉对于身高增长是有利的。但是，肉类吃太多可能会造成肾脏负担引起消化系统的问题，所以吃肉的同时搭配蔬菜、水果、谷物、豆类等其他才更加合理。

（10）听说"肉、蛋、奶"对成长发育很重要，但我们家是素食者，孩子从小吃素会影响健康吗？

在一定程度上会影响健康，肉、蛋、奶中含有丰富的蛋白质、维生素和矿物质，摄入量过低会影响身高的增长和智力发育。如果因为信仰或某种生活习惯导致肉、蛋、奶无法足量摄入，我们也可以选择含有DHA和各种营养元素的配方蛋白粉。

（11）为孩子做饭的时候，应该如何选择食用油？

食用油的种类非常多，很多家长在给孩子做饭的时候不知道选择何种食用油才是健康的。其实，我们只需要了解一下它们的成分就知道了。通常，动物油饱和脂肪酸比较多，相对于富含不饱和脂肪酸的植物油而言，动物油更容易使孩子肥胖，催发性早熟。所以，市面上常见的动物油如黄油、猪油、牛油等要少吃——当然植物油也并非多多益善，我们也要做出一定的筛选。

市面上常见的植物油包括花生油、芝麻油、葵花子油、橄榄油和茶油等。其中，橄榄油和茶油因为富含单不饱和脂肪酸和各类维生素而备受推崇。据悉，单不饱和脂肪酸除了可以供给人体能量，还能调节血浆中胆固醇比例，保护心脏。

但是，对于处在生长发育期的孩子却不能只摄入橄榄油，一定要保持营养均衡才对。家长可以用花生油和亚麻子油弥补橄榄油的不足，因为它们富含多不饱和脂肪酸。

具体来讲，家长可以在平时做饭的时候以花生油和橄榄油为主，偶尔搭配茶油、亚麻子油、大豆油、调和油等。需要注意的是，富含不饱和脂肪酸的食用油耐高温差，而且含量越高越容易被氧化，从而快速变质。所以，部分情况下我们也需要考虑使用少量的动物油脂。

另外，不管何种脂肪酸，食用过多都会增加人体负担，所以在给孩子做营养餐的时候，应尽量减少油脂的使用量，增加蔬菜的比例。而且要多蒸煮炖，少油炸。

（12）孩子最需要补充什么矿物质？

处在生长发育期的孩子常缺的矿物质是钙和磷，另外微量元素中的锌也是比较容易缺乏的。以上种种我在前文中已有论述，不过除此之外，家长们还需要警惕一些"非常规状况"。

例如，有的孩子在大量运动后出现肌肉痉挛、无力甚至幻觉等，这有可能是体内缺乏镁、钾等元素所致。以上元素在维持体内电解质平衡等方面发挥着重要作用，一旦缺少就会严重影响健康。所以，我们可以在孩子的食谱中加入干苔菜、墨鱼干、松子等富含镁元素的食物，还有土豆、菠菜、葡萄干、紫菜、黄豆等富含钾元素的食物。

（13）孩子早上吃得少，中午给他多吃点可以吗？

对于学龄期的孩子来说，由于各种客观因素的影响，他们的早餐或午餐可能出现摄入过少的情况。以上现象容易导致机体能量不足、血糖过低。具体表现为精神萎靡不振、容易疲乏，严重影响生活质量和学习效率。但是，孩子一日三餐的能量摄入标准都是固定的。

通常，早餐需要摄入的能量为一天总摄入能量的30%，午餐和晚餐分别为40%和30%，这个比例尽量不要打破。比如早餐只摄入了10%的能量，那么幻想靠着午餐摄入60%的能量进行弥补是不现实的，同时也对正常的生长发育不利。

（14）母乳的营养价值高吗？

对于新生儿来说，母乳在生长发育中扮演着非常重要的角色。

通常，我们可以把母乳分为初乳、过渡乳、成熟乳。初乳的颜色一般为黄色，也有少数为奶白色，看上去比较黏稠，它通常会出现在哺乳期最初的一周内，且富含宝宝所需的各种营养物质和抗体。过渡乳出现在宝宝出生一周之后，较初乳稀淡，虽然蛋白质含量有所减少，但却能够提供更多的能量。大约两周之后，过渡乳就会变成成熟乳。成熟乳营养物质很少，基本都是水组成的，但它却可以提供宝宝在当前阶段所需要的营养素和水分。每种母乳都与宝宝的成长阶段相对应，缺一不可。

初乳中含有各类维生素、免疫活性物质、矿物质以及生长因子，因此它可以增强宝宝的抵抗力，促进神经系统和肠道的发育。而且，不管什么时间或阶段的母乳都远远超过奶粉的作用，这就是为什么吃母乳成长的宝宝身体健康状况一直不错、而吃奶粉的宝宝相对容易生病的原因。

另外，母乳喂养的过程中还可以使母亲和宝宝的感情得到培养，给宝宝得到满足并使其获得安全感。因此，无论从生理还是心理角度来讲，母乳喂养都是宝宝长高的关键所在。

Part3

运动篇——

笑一笑十年少，动一动长得高

以往，家长们对孩子的学习与智力发育给予了较多的关注，但对他们的身体状况却有所疏忽。有相当一部分人认为只要孩子没病没灾，看上去健健康康就万事大吉了。实际上，健康的身体才是"革命的本钱"，德智体美劳全面发展的孩子才是新时代的接班人。

据悉，疏于运动的孩子往往身材矮小，而且做事情也容易半途而废。他们在生活学习中容易注意力不集中，自卑情绪也会常伴左右。与之相对，经常参加运动的孩子大多高大强壮，思维灵活，同等条件下的心理抗压能力也明显高于前者。

1. 运动是如何助长的？

运动在本质上就是一种涉及体力和技巧的、由一套习惯或规则所约束的活动。人的运动相当复杂，总体可分为有规则运动与无规则运动，但不论哪一类，只要没有超出一定的限度，都会被认为是对身体有益的。而且，对于骨骺线还没有闭合的人来说，运动还有助于身高的增长。下面我就系统地讲解一下运动的增高原理。

众所周知，身高的增长完全取决于骨骼的增长。通过体育运动，我们可以有效刺激骨骼与全身关节，从而促使生长激素分泌。紧接着，软骨细胞加速分裂，身高开始增长。当然，运动除了能够直接促进生长激素分泌外，它还能通过多种途径间接促进生长，主要集中在以下几个方面。

（1）增强食欲：运动会消耗能量并加速胃肠蠕动，这会使孩子食欲大开。只要营养搭配合理，他就可以比不运动的孩子摄入更多的营养物质，从而使生长激素大量分泌。

（2）促进睡眠：经过适量的运动后，孩子在晚上会因为疲惫而早早入睡，睡眠质量也相对较高。而生长激素的分泌高峰期是 21 点到凌晨 1 点以及早上 5 点到 7 点，如果在这两个时间段内保持正常的睡眠状态，我们的生长激素就会加速分泌。

（3）改善情绪：医学已经证实，运动能够促使人体分泌一种叫作内啡肽的激素，它可以使人感到身心舒适并产生一种愉悦感，所以运动也会上瘾。另外，内啡肽还有镇痛和放松神经的作用，能够有效减轻精神不振、思维混乱以及紧张焦虑的情绪。这就是说，运动可以改善情绪，并通过情绪进一步调节生长激素的分泌。

需要注意的是，运动需要达到一定的时间和强度才能分泌内啡肽。通常，游泳、跑步、爬山、俯卧撑、仰卧起坐等运动达到30分钟以上才能刺激内啡肽的分泌，所以孩子不吃苦是很难体验到运动乐趣的。

（4）防止钙离子流失：钙的重要性人尽皆知，钙离子可以参与合成骨骼所需要的各种蛋白质。此外，生长激素释放、分泌乳汁、血液凝结、神经传导以及肌肉收缩都离不开钙元素的参与。人体中钙元素的含量约占体重的1.4%，不过它们并不会一成不变地堆积起来，而是通过不间断的新陈代谢或积储骨化，或排出体外。所以，人体必须每天补充钙离子并要防止其流失。

解决方法有两个：一是及时补充含钙的食物，二是让体液中1%的钙循环起来，参与到人体的血管运作、肌肉收缩以及荷尔蒙释放等活动中去。这样做的意义在于它可以最大限度地将体液中的钙离子利用起来，而运动刚好能增加体液中钙离子的循环，促进新陈代谢，而循环这1%的钙离子就相当于增加了1%的增高潜能。

除此之外，运动还可以增加心肌收缩力，使人体的肌肉、骨骼、血液以及神经系统得到全面调整，从提高人体健康水平。而且运动还有助于皮肤的排毒以及提高注意力和学习效率。所以，处在生长发育期的孩子，有规律的运动必不可少。

需要注意的是，运动虽然对于长高有很大的帮助，但在具体的实施过程中一定要遵循其内在的规律。确切地说，应该针对孩子在不同年龄段的身心特点，引导者需要为其安排最为合适的运动项目和运动量。如果孩子在某个阶段运动能力的发展落后或停滞，那么在以后的岁月里，无论他怎么努力也很难达到理想水平。所以，运动对于身高的效果也一样，只有合适的年龄配上合适的运动，这才真的有利于孩子的身高增长。

2. 0~1 岁孩子的活动安排

很多家长不知道如何给孩子制订运动计划，有的不知道何种年龄段该做何种运动，也有的不清楚自己孩子具体适合什么样的运动。就拿前段时间的一件事来说，有个家长问我如何给 0~3 岁的孩子制订运动计划，我笑着对他说："就算你有合适的运动计划，但是他会听你的指挥吗？"

其实，运动计划的制订通常是针对 3 岁以上孩子的。而且在 1 岁之前，家长不宜对孩子的活动过多干涉。与此同时，对于"趴"这种本能性的活动，我们要全力支持。

孩子在出生第一个月之后，想要趴着的欲望就会展现，这时候，家长应该鼓励这种行为，同时还应当协助孩子做好这个动作。例如，拿一个物件在孩子的上方逗引，让其趴着的同时抬头。

经常这样活动不仅能够增强宝宝的血液循环，同时还能锻炼其全身肌肉力量以及协调性、平衡性的发展，对其以后的生长发育大有裨益。

所以 6 个月之前一定要孩子多练习趴着，这是以后一切大运动的基础。多趴便于练习抬头，慢慢就能练习翻身，再大一点就能爬行。

大约 6 个月的时候，宝宝就可以匍匐着爬行了。但有一点需要注意：此时宝宝的腰背部力量不足，如果坐着很可能会肌肉拉伤，所以这个时期还是以爬为主，家长可以用东西逗引宝宝尽可能多地爬行。等到 8 个月的时候，再尝试让其坐着。

通常来讲，当宝宝满 1 岁的时候他们就能更好地控制自己的身体，并会经常模仿大人的动作，有时也能走两步。如果此年龄段的宝宝仍然对爬行乐此不疲，家长也无须干涉。因为充分的爬行运动可以使孩子的身体得到锻炼，有利于协调性和平衡力的培养。

通常在 15 个月之后，宝宝就能行走了。此时他探索周围环境的欲望进一步增强，而家长最好能满足他，但一定要保证周围环境的安全。另外，如果宝宝走路的时候摔跤非常频繁，造成这一现象的原因有可能是内耳前庭缺乏刺激、脚步原始反射没有消退以及脚、腿部发育异常等，此时就要迅速就医了。

3. 1~3 岁孩子的活动安排

1~3 岁这个年龄段，孩子实现了由走到跑的转变，神经系统也得到了发育，这些最基本的能力将会为其今后的智力和体能的长足发展打下坚实基础。但是，这时候仍然不能给他制订系统的运动计划，只要鼓励他做一些有利于生长发育的活动即可，具体如下。

（1）踩图案：家长买一些水果图案的粘贴画，把它们杂乱无序地贴在地上，然后让宝宝跟随家长的口令依次踩在对应的水果上。例如，母亲喊"苹果"，孩子就要迅速在地上寻找苹果图案，然后快速跑过去踩在上面——这有点像传统武术中的梅花桩，只是更加简单。这个游戏不仅能让宝宝快速适应走路，同时还能锻炼他的协调性和平衡力。当宝宝迅速完成时，可以给他吃对应的水果作为奖励。

（2）绕障碍行走：在房间的地上摆上玩具、塑料桶等，让宝宝按指定路线跨过或绕开障碍物。开始时家长可以在一旁协助，一段时间后就可以在"目的地"等候。当孩子到达时家长应给予拥抱、亲吻等鼓励。该运动可以锻炼宝宝的协调性和耐性。

（3）小动物走路：让孩子做好准备，家长在旁边喊唱动物的名字或有关的儿歌。例如，家长喊"小兔子走路跳跳跳"，孩子就模仿着兔子的样子一跳一跳的行动。动物的类型可以多种多样，如青蛙跳、猴子跑、老虎匍匐着前进等。

（4）小儿卷腹：这个动作脱胎于健身运动中的仰卧起坐，目的在于锻炼宝宝用于行走的肌肉力量。方法是先让宝宝双腿伸直躺着，母亲从正面拉着宝宝的手让他按照"坐起—站起—坐下—仰卧"的顺序做动作，早中晚各数次为佳。

（5）心灵支持：宝宝在学习走路的过程中难免会磕磕碰碰，在孩子不慎摔倒的时候，父母不应该太过紧张，因为这样很可能会使宝宝产生恐惧。正确的做法是尽量让宝宝靠自己爬起来，父母则多给一些安抚与鼓励，使宝宝安心。

4. 3~7 岁孩子的活动安排

对于 3~7 岁的孩子，上面的方法就要淘汰掉了，取而代之的是强度稍大的活动。处在这个年龄段的孩子其身体功能虽然已经与大人无异，但骨骼、肌肉容易受损，所以不能做剧烈的运动，尤其是负重较大的运动。当然，引导者也不宜在此时制订系统的运动计划。

对于刚满 3 岁的孩子来讲，他们虽然可以健步如飞，但其协调性和空间感较差，此时可以采用针对性训练。

一是倒走：这个活动不仅可以锻炼协调性和空间感，同时还能矫正驼背，对孩子的脊椎发育益处颇大。每天倒走的时间可以控制在 15~20 分钟。当然，倒走着上下楼梯效果更好，只不过该活动有一定的危险性，必须要在父母的严密看护下进行。

二是骑脚踏三轮车：该活动不但可以锻炼体力，还能辅助促进孩子的协调与应变能力。与此同时，该运动还能有助于孩子方位感的发展，同时提高他们的注意力。三轮车每天可以骑 2~3 次，每次 20 分钟左右为宜，骑完后注意让孩子做一些活动手腕脚腕的运动。

4~5 岁的孩子除了可以延续倒走和骑三轮车的活动外，还可以结合自身特点逐渐增加活动项目。此时孩子的平衡能力有显著发展，可以让他玩一玩公园的平衡木、秋千、攀爬架、滑梯等。这里推荐平衡木和攀爬架，前者锻炼孩子的平衡、协调能力，后者能锻炼孩子的骨骼、肌肉。

6 岁的孩子可以继续增加项目，此时他们可以骑两轮车以及熟练地进行球类运动。在此我推荐篮球，众所周知，篮球对于增高的效果非常明显，家长可以在这一时间段有意识地培养孩子对该项运动的兴趣。刚开始父母可以带孩子做简单的接球运动，时间长了就可以让孩子寻找小伙伴一起玩，或让他自己拍球、带球、简单的踢球等。

7 岁的孩子除了力量、体力、协调性和平衡性进一步提升之外，心智上也有了巨大的飞跃。他们可以在儿童游乐场轻车熟路地攀爬玩耍并保持平衡，而且也能轻松地完成单腿跳跃。此时他们的运动可以多样化：中短跑（800 米以内）、跳绳、踢毽子、游泳、骑两轮车、踢球、打篮球、爬山等都可以进行。不过，此时也要注意运动强度，一天的高强度运动时间尽量不超过 30 分钟。

细心的家长可能会发现踢球这个基本动作孩子并不容易掌握，因为该动作需要用一只脚支撑整个身体，然后另一只脚后拉，大腿发力带动小腿，最后用脚面将球踢出。在这个过程中，孩子需要把球踢出的同时保持身体平衡，这对他们来说是不容易做到的。所以小孩子在踢球的时候往往看起来幼稚和别扭，但在练习一段时间后，相关现象就会明显改善。此时，他们的体能和神经系统都会得到显著的发展。

值得强调的是，如果孩子在这一阶段没有学会踢球动作，同时也没有做过其他训练协调性和平衡力的运动，那么在他长大成人后，他踢球的动作也可能和小时候一样幼稚。而且，由于运动方面的缺失，他们的身高也较难达到期望水平。

所以，虽然孩子在该年龄段适宜的运动并不激烈也并没有多少竞争性，但这些看似简单的运动却为他们实现身体机能的全面发展提供了基础和助力。例如，足球可以使孩子的跑、跳、接、抛、踢、滑动等能力得到发展，同时也可以锻炼孩子的协调性、神经系统以及心理素质等。

5. 8~16 **岁孩子的运动计划**

对于 8~16 岁的孩子，跑步、拉伸运动和各种球类运动对他们来说都很适宜，但和以往不同的是，此时他们的运动量剧增，家长也需要在这时候为他们制订一个科学合理的运动计划。

首先需要注意的是，此时的运动应遵循多样化原则。就拿跑步这项运动来说，孩子经过一段时间训练后，一天从跑 800 米提高 2000 米并不难，甚至还能继续增加，但此时跑步对其生长发育所起的作用就已经减弱了。就像一个严重缺钙的孩子一样，通过补充钙剂可以使他的症状得到极大缓解。但在此之后继续给他补充钙剂，效果就不明显了。

这就是说，单一运动下的健体效果会与日递减，更有甚者还容易导致肌肉、关节的损伤。

例如，很多长跑运动员，他们从小的运动量很大，饮食也由专业的营养师搭配，可他们的最终身高大都不尽如人意。究其原因，不仅仅是运动量的问题，更为关键的还是他们的运动项目太单一。

当然，我并非认为那样的运动方式不科学，而是告诫家长们一定要明确孩子运动的目的究竟是什么——不是为了比赛，也不是为了炫耀，而是一切以助高为中心。

所以运动计划就必须要尽可能的全面且多样化，下面的这个计划适合 8~16 岁的孩子，家长们可以作为参考。

	耐力	力量	速度	协调性	柔韧性
周一		俯卧撑 50下	加速跑 50 米，共五次		
周二	中长跑1000 米				各种拉伸运动（跳跃摸高等）
周三		蹲起 80 下		打篮球或踢足球	
周四	平板支撑20 分钟		加速跑 100米，共五次		
周五		仰卧起坐 50下		打羽毛球 30分钟	
周六	长跑 2000米		直拳挥击 100下		正压腿和侧压腿各 100 下
周日	自由安排或休息				

俯卧撑、仰卧起坐、平板支撑以及压腿的方法较为普遍，家长可以在网上自行搜索相关视频，对姿势的要求不必太苛刻，注意孩子的安全就可以了。

上面的计划也不是一成不变的，运动量可以根据实际情况进行调整，无须完全遵照表单执行。例如，孩子周一做完俯卧撑后周二肌肉酸痛不想锻炼，这时家长虽不必强求，但可以建议他做一些柔韧运动，比如压压腿。另外，所有的项目均非一次性做完，执行者可以尝试分组练习。比如做蹲起 80 下的时候就可以分两组进行，一组 40 下，中间间隔 3~5 分钟。

训练计划有时候也可以结合同龄人的普遍身体素质做出改变。以跑步为例：初中的运动会上已经有 5000 米长跑比赛，如果孩子的身体并不是特别赢弱，那么每次跑 1000 米对他来说就强度偏低了。所以此时我们可以鼓励孩子跑 3000~4000 米，每周 1~3 次。而且，运动项目也可以变化，就像锻炼耐力的平板支撑，我们可以换成仰卧起坐或蹲马步；直拳挥击我们可以变为快速高抬腿。原则上只要是孩子感兴趣，且耐力、力量、速度、柔韧性和协调性都能练到就可以。

需要注意的是，每次运动的适宜心率在每分钟 120~140 次之间。测心率的时候不需要运用复杂的计算公式，有需要的话买各类品牌的心率手环即可，如此更容易操作。而且运动的时候不能吃得过饱，保证能量基本充足就可以，因为低血糖的状态，有助于生长激素分泌。

除了"多样化"外，另一个不可忽视的运动原则就是"兴趣"，这点相当重要——我接触过的一个孩子，他周围的朋友总喜欢带着他打篮球，但他本身协调性差，也有点轻度近视。到了球场之后，这个孩子常常连球都摸不着，再加上他上篮的姿势非常古怪，所以很快就成了大家的笑柄。渐渐地，小伙伴们带这个孩子打球的目的从锻炼身体变成了看笑话，而后者也觉察到了这一意图，由此自信心受损，开始变得排斥任何运动。

显然，这个孩子并非缺乏运动细胞，只是不适合篮球这一个项目而已。我的解决方法是：在他面前从来不提篮球的事情，也不在他面前打篮球，而是慢慢地让他尝试其他运动，而且种类越多越好。目的是寻找一个他喜欢且擅长的运动项目。

很快，他在羽毛球上表现出了一定的兴趣和天赋，于是我开始鼓励他多打羽毛球，熟练后让他主动找小伙伴对打。起初，他和伙伴们的水平相差无几；过了一段时间后，他超越了很多小伙伴；又过了一段时间，他的羽毛球水平在周围的孩子中已经能称得上优秀了。这时他惊奇地发现，小伙伴们再也不会笑话他了，而他本人也找回了自信，现在的他更是对运动"充满了热情"。

6. 孩子太早走路会影响身高吗？

2016 年，我的第二个儿子出生。令人啼笑皆非的是，为了这个孩子的走路问题我竟然和家里的老人发生了分歧。事情的起因是这样的，在出生 10 个月的时候，我的儿子已经能试着自己走路了。我对这种行为并没有横加干涉，而是顺其自然——只要孩子没有做什么危险动作，我都不会去管。但是当这件事被家里老人知道后，他们却对我进行了严厉的"批评"，理由是他们认为孩子太小，走路容易长不高，现在的年龄段应该爬才对。

最终，在我的细心劝导和科学论证下，他们还是被我说服了。那么问题来了，孩子究竟应该早点走路还是晚点走路、在此之间有没有一个硬性的标准呢？答案是没有。不过却有一个弹性的标准，我可以用下表直观的表示出来。

年龄区间	宝宝开始出现的行为	预测的方法
1~2 周	蜷缩着身体，当他听到大点的声响或看到周围人突然做出动作时会自动拱起背来，舒展开胳膊和腿	家长把手指头放入宝宝手掌中，宝宝会立刻握住，或者在宝宝睡觉时观察他的手是否有无意识的握拳或伸直动作
2 周~1 个月	四肢会舒展，出现局部范围的肢体反射运动	

年龄区间	宝宝开始出现的行为	预测的方法
1~2个月	能保持30秒钟的俯卧状态，（脸与床约呈45°角）	当宝宝俯卧时，家长在他前面用玩具吸引宝宝，看看他能不能抬头
3个月	宝宝可以在俯卧的时候慢慢抬头并与床面保持90°角，俯卧时还能用前臂撑起身体，可以在仰面躺着的时候侧起身子，两只手能互相抓握30秒	让宝宝仰卧，在上方用玩具吸引宝宝，观察他的手臂能否在伸出去抓握玩具时，在胸前接触
4个月	俯卧时可以从床头滚向床尾，可以由俯卧迅速变为侧卧或仰躺	当扶起宝宝的髋部时，他能够坐着，可以坚持10~15分钟，并且头部要直立、背挺直。或在仰躺时，可以伸长脖子看见手
5个月	双手扶着孩子腰部，孩子能在床上或大人腿上站立两秒钟以上	在其上方悬挂玩具，孩子能迅速伸手抓住
6个月	在俯卧时，能用肘支撑着抬起胸部，但腹部还只能靠着床面，仰卧的时候可以把双腿伸直举高	让宝宝背靠枕头而坐，看是否能够稳稳当当地坐着，还有是否能够肚子贴在地上爬行，或者可以用一只手拿东西

年龄区间	宝宝开始出现的行为	预测的方法
7~8 个月	可以不用支撑直接坐起来，而且翻身动作已经很灵敏了；四肢和头部看起来已经非常灵活，可以用手指拈捏东西；会扶着杯子喝水，会自己爬着找东西，也能站立	扶着宝宝的腰部让其站立，看看他能否上下跳跃；观察宝宝是否可以一次拿着两个东西相互碰撞；观察宝宝得到玩具后是否可以拈捏
9 个月	坐姿稳稳当当，会转身，也会自己站起来，站起来之后也可以坐下	扶住宝宝双手让他开始走路，观察宝宝坐下的时候能不能不用依靠其他的支撑物站起来；大人可以扶着宝宝鼓励其向前走，一般情况下能走 4 步左右
10~12 个月	独自站起来，并且能在周围支撑物的帮助下慢慢地走几步；11 个月的时候基本已经可以被大人牵着走路；12 个月的宝宝能独立站片刻，不需要任何人扶着也能走很多步。并且对走路产生浓厚的兴趣	观察宝宝一只手是否可以拿两件小玩具，看看宝宝把玩具扔掉之后能不能自己捡回来，会不会用拇指和食指捏起东西；双臂能上下前后运动，能牵着大人的手上下楼梯，能自己玩搭积木
2 岁	会独立爬楼梯，能一只腿站立；会写简单的字；会拍皮球；会做一些生活中的常用动作	观察宝宝能不能单脚站立 3 秒钟以上；会不会独立的上下楼；能否写出几个阿拉伯数字；能做一些简单的解纽扣、折叠等精细动作

业界认为，孩子在出生后 10~12 个月的阶段内学会走路完全是正常现象。据统计，我国在出生后第 10 个月就会走路的孩子占到了 20%，超过 12 个月学会走路的孩子占到了 50%。因此，孩子学会走路的时间因人而异，只要在合理范围内即可，并没有确切的数值。

很多家长之所以认为孩子太早学走路会长不高，主要是因为走路的时候脊柱和腿部关节会受到压迫，怕宝宝会被"压矮"，实际上这种担心完全是没有必要的。首先，对骨骼施加适当的压力与摩擦实际上有助于生长激素的分泌，从而加速长骨生长和骨密度的提高，这反而有利于孩子长高。其次，孩子 2 岁之前躺着的时间几乎是站着的 3 倍，根本不会一直处在被"压"的状态。

不可否认的是，人在站立很长一段后确实会暂时变矮。在分别测量孩子早上起床和晚上睡觉前的身高之后，我们会惊奇地发现早上比晚上高 2cm 左右。这个道理也不难理解，因为我们脊柱的主要构成部分是 24 块椎骨，而脊柱中的椎骨和关节之间都有空隙。当我们站立行走时，在万有引力的作用下，这些空隙会变小，由此就可以造成身高的短暂降低。经过一夜的平躺，这些空隙又会渐渐扩大，恢复本来的身高。

其实，宝宝究竟是早学会走路还是晚学会走路，与他们的性情关系最大。通常，性情活泼的宝宝行动力强，他们会更早的锻炼自己的肌肉力量与协调性，在没有完全学会爬的时候就会尝试着走，早早地学会走路也在意料之中。反之，性情沉静的宝宝对于探索不怎么感兴趣，他们会经常性地依偎在障碍物旁边或大人的腿上，又或者坐在地上摆弄身边的玩具。只有当对这些事物厌烦之后，他们才会想着爬到其他的地方或试着行走，因此这类宝宝开始走路的时间相对比较晚。总之，我们要让宝宝顺其自然，做他们自己喜欢做的事情，并多多鼓励他们运动。

不可否认，还有一部分宝宝接近一岁半还不愿意行走，这时候父母可以协助他变换不同的姿势：或站、或坐或躺——让宝宝看到不同的景象，从而提高他通过行走的方式探索周围环境的兴趣。

　　所以，家长们一定要认真观察孩子的日常行为，虽然不用过于谨慎，但也不可对某些"异常"大意，符合人体的正常发育规律才是最健康的。

7. 拉伸运动原则：简单、开心、科学合理

阐述拉伸运动之前，我们先来明确一个概念"生长盘"——它是骨骼根部柔软的软骨组织，可以让软骨细胞快速分裂。乍一听，这像是说的骨骺线。实际上，骨骺线就包括在生长盘之中，而且还是生长盘的核心部分。

在人们常做的运动中，能够对生长盘带来刺激作用的有很多，像跑步、打篮球、跳绳都位居其中。很多人认为只有这些运动才能帮助长高，但实际上他们忽略了一点，即生长盘不仅需要刺激，更需要恢复。也就是说，我们还需要做一些恢复生长盘的运动来达到平衡，因为人在白天的时候受体重以及地心引力的影响，会使生长盘受到压迫而抑制其生长。

所以，最好在晚上睡觉前做一些恢复生长盘的运动来缓解白天的压力，这样会使运动效果翻倍，从而促进孩子身高快速增长。而目前为止，业界公认的最有效的恢复生长盘的活动就是拉伸运动。

按照作用原理，拉伸运动分为主动拉伸和被动拉伸：主动拉伸包括跳高、跳远、踢腿等蹬跳运动；而被动拉伸包括下腰、劈叉、伸展肢体等相对静态的运动。

值得注意的是，不管是主动拉伸和被动拉伸，引导者都不宜选择过于复杂的项目。有些家长喜欢在网上搜一些与运动相关的书籍学习，学会之后再教给孩子，事实上这样做的效果并不好。

首先，孩子正处在活泼好动的年龄，注意力不集中是一种共性，硬要他们静下心来做相对需要耐心的运动有点不现实。更有甚者还会导致他们对运动产生厌

烦，进而影响情绪，反而不利于生长发育。

其次，书本上所介绍的运动基本都是以静态图片的形式展现出来，这样会漏掉很多细节，效果远远不及视频教程和现场演示。家长自学这些图示的时候尚且有极大的出错率，教给孩子岂不是错上加错？

举一个显而易见的例子，当我们学习太极拳或某套舞蹈动作的时候，是选择买一本书看着上面的图示模仿，还是看视频教程或跟着老师学习呢？显而易见，选择看图示模仿的人寥寥无几。

那么，什么样的拉伸运动可以称得上简单呢？它至少要符合两个要素，一是没有烦琐的技术规范。例如，孩子在做广播体操的时候，很多老师喜欢过去指点，动不动就说孩子"手放得不对""脚放得不对"等等。其实，这些根本都是无关紧要的事，对于运动的效果也没多大帮助。

二是无复杂器械，有段时间市面上流行一种可以做拉伸运动的椅子，号称能帮助孩子长高，售价 6000 多块，操作也很复杂。后来我怀着好奇之心专门考察了那个"神奇"的设备，结果发现就是普通的腹肌练习椅改造而成的，成本低且拉伸效果一般，只能算是一个相对高端的小孩玩具而已。用这么一个"超级装置"训练，很难使孩子的身心放松，而且还有可能因操作不当而受伤。

其实，只要拉伸运动能符合无烦琐技术规范和无复杂器械两个要素就都比较适合处在成长发育期的孩子，家长可以根据他们的喜好自行选择，无须有太多的约束。不过，我可以推荐两种效果较好的拉伸运动，仅供参考。

一是多角度硬拉。只要周围有可以有"扒住"的地方都可以进行，最好是使用公园或小区里的单杠、双杠等健身器材。我们以单杠为例，双手抓住单杠器材垂直于地面的柱子，两只手的手心方向一致，并且要保持 50cm 以上的距离。然后双臂伸直用力往后拉，同时双腿也用力向后挪步。双臂发力最好时断时续，尽量不要持续发力，以防肌肉拉伤。这个动作持续 5 分钟左右变换姿势。例如，原来两掌心向右，现在变为两掌心向左。这个运动刚开始每天不少于一次即可，然后随着体能的增加逐渐增加次数、持续和时间。

二是懒人舒筋，它是一种舒筋运动，之所以叫这个名字是因为它可以躺着完成，并且无须器械。首先，平躺在床上，双臂向天花板方向伸直，然后利用腰腹的力量坐起并尽力把双臂往前伸，争取摸到脚趾，开始可能只会摸到小腿。不管能达到什么程度，只需要保持当前的姿势1分钟左右即可。然后躺下继续重复该动作。需要注意的是，孩子刚开始的腰腹力量可能较差，直接坐起来较困难，可以先用手撑住床作为辅助。这个运动每天不少于一次，每次不少于10分钟即可。和多角度硬拉一样，该运动也需要随着体能的增强而增加次数和时间。

三是跳跃摸高，摸高一直都被认为是优良的助高运动，后来又经过了科学证实。当摸到最高点时，脊柱处在拉伸最长的状态，而在落地的一瞬间，脊柱处于最短状态，这样就可以使软骨在最长与最短状态下来回转换，如此便可以有效刺激软骨细胞分裂，起到助高的目的。

跳跃摸高的方法有点像我们所熟知的立定跳远，只不过一个向前发力，一个向上发力。起跳之前，双臂自然下垂，膝盖弯曲，然后调动全部肌肉群瞬间向上发力，在身体的上升过程中将双臂尽力往上伸，一定要充分利用腰腹的力量使手中指尽量触摸到最高点。落地时脚掌先着地，并顺势屈腿。

以上三种拉伸运动可以让孩子自己练，也可以在父母的陪同下练习。拉伸运动的种类千千万万，选择适合自己的才是正道。那么如何定义"适合"呢？那就是简单、开心、科学合理。还有一点需要强调的是拉伸也要符合孩子自身的承受范围，切不可过度拉伸，否则会造成反方向的作用。

8. 你所不知道的跑步秘诀

如果我让家长们只能选择一项运动来帮助孩子成长的话，相信绝大多数人会把跑步搬出来，因为它实在是太简单了——对于一个年满 3 周岁的孩子来说，他可能不会跳绳，不会打篮球，不会压腿，但他不可能不会跑步。

据悉，跑步不仅可以刺激软骨细胞的快速分裂，同时还能有效促进睡眠和饮食，从而使生长发育进入良性循环。只不过，跑步一定要遵循科学的方法并要制订好适合自己的计划，否则非但不能起到增高作用，反而会导致正常的发育受阻。

通常，2 岁以上的孩子就已经能够跑步了，但此时不宜制订跑步计划——大约 7 岁之后，他们才可以在父母的帮助下进行有规律的跑步练习。但计划不是条条框框的约束，而是结合社会普遍标准和自身情况而制定出的科学训练方式，"三天打鱼两天晒网"是绝对不行的。为了执行方便，计划要遵循简单易懂原则，而且要从一个个小目标开始，循序渐进的开展。我推荐的每日跑步训练计划通常是这样的：

（1）做 2 分钟的准备活动，活动手腕脚腕，做做伸展运动等；

（2）慢跑 800 米，速度不限，但要用秒表记录时间；

（3）俯卧撑 10 个、蹲起 10 个、仰卧起坐 10 个。

（4）50 米快速跑，使用秒表记录时间。

需要注意的是，这个计划适合 6~15 岁孩子，低于或高于这个年龄的，可以结合实际情况增减运动量。例如，3 岁的孩子可以跑 200~300 米。另外，训练最好每周进行 3~4 次。

计划进行一段后也可以考虑升级。首先是慢慢加入新项目，例如跳绳、深蹲、蛙跳等；其次是增加运动量，例如孩子刚开始只能慢跑 500 米、做 5 个俯卧撑，那家长们完全就可以以此为起点，在经过了一段时间的练习后，将他们的运动量增加到慢跑 1000 米、20 个俯卧撑。对于体能较好的孩子，还可以在计划的基础上增加 30 下跳绳或 30 下蹲起。

值得注意的是，当孩子完成目标时一定要适时的鼓励，哪怕这个目标非常小。例如，孩子第一次训练 50 米跑的时候用了 11 秒，当一周后这个成绩提高到 10 秒的时候，家长一定要肯定孩子取得的成绩并适时地提出表扬。就像玩电子游戏一样，每升一级或每通一关的时候都会使人产生成就感，而这种成就感又会激发我们继续玩下一关。跑步也一样，"每天进步一点点"的成就感足以让孩子累积出对运动的热爱，久而久之，那就变为他们生活的一部分。

另外，父母的陪同训练也相当重要，试想一下，当家长在一旁悠闲地站着并大声呵斥"这个姿势不对""跑的怎么这么慢"的时候孩子会怎么想呢？他心里多半会不服气。此时他们的心中很可能在想："也没见爸爸平时这么运动呀，他回家就知道抽烟""妈妈下班就躺沙发上玩手机，为什么要我跑步"。

当孩子有了这些想法后，惰性也就上来了，跑步效果会大打折扣，因为孩子的模仿能力很强，父母的行为举止甚至是性格他们都能一成不变地复制下来。所以最好的做法是，家长与孩子制订一个目标不同但内容相同的跑步计划。例如，母亲的目标是减肥 20 斤，孩子的目标是在运动后取得前三名的成绩，而他们的共同计划则是每天跑步 1000 米。在运动过程中，两人可以互相帮助，互相勉励，共同实现各自的目标。

最后需要说的是，有竞争才有进步，当家长陪同孩子跑步的时候可以比一比谁跑得快，训练一段时间后，还可以鼓励孩子积极参加学校的运动会，在同龄人中彰显自己的出类拔萃。

9. 再说一个可以助长的有氧运动

跑步的益处不言而喻，但有利必有弊，在很多情况下孩子并不能完全依赖跑步。当然，这并不是跑步本身的原因，而是因为它对周围的环境太过"挑剔"。首先是空气原因，尤其是在大城市，空气污染比较严重，长期在马路、工业区附近跑步对于身体有着不小的危害。所以跑步适宜在公园或专门的跑道上进行，这就导致了局限。

其次，跑步的区域如果人烟稀少，独自跑步还有一定的危险性，所以在跑步的同时，我们可以另外选择一种有氧运动作为辅助和补充，两者既可以同时进行，也可以交叉进行。而有资格担当此重任的运动就是我们熟悉的跳绳！

跳绳和纵跳摸高运动的原理差不多，它可以刺激软骨细胞分裂从而促进身高增长。而且，跳绳还被称为最佳的减肥瘦身操，曾经有不少专业人跳绳 10 分钟相当于跑步 30 分钟的说法。当然这种表达方法并不确切，但目前已经有资料显示，每分钟跳 140 次，跳 5 分钟就相当于慢跑 30 分钟。

据悉，跳绳 30~40 分钟就能消耗 300 千卡的热量，而一碗白米饭的热量不过 250 千卡。也就是说，跳绳在减脂、预防性早熟方面也具有显著的效果。另外，跳绳还可以像跑步那样，锻炼孩子的呼吸、心血管系统以及心肺功能，并让全身的肌肉健壮有力。

更为重要的是，跳绳可以在室内进行，而且无须过大的位移，这是被人们推崇的跑步运动都无法比拟的优势！

要想让助高的效果达到最大化，跳绳需要遵循一定的规则和方法，主要有这几点。

一是跳绳时长最短不得低于 20 分钟，最长不得高于一个半小时——时间过短效果不明显，增强愉悦感的内啡肽也不容易分泌，从而很难让孩子对运动产生兴趣；时间过长则可能对健康带来损伤，这样做反倒适得其反。

二是不建议每天都练，平均一周不低于 3 次即可，剩下的几天可以用拉伸运动代替。因为肌肉休息后的训练效果会更加显著。

三是运动的强度要把握得当，一般控制在每分钟 120~140 次左右比较好。

至于如何跳绳，相信很多人都知道最普遍的双脚跳。在最初的训练中，我也建议从双脚跳开始，可以结合孩子自身情况以 50~100 次左右为一组，一天做 5 组，每组间隔 5 分钟左右即可。

等到孩子已经熟练掌握双脚跳时，可以让他练习跑跳，就是像跑步那样，向前慢速奔跑的同时挥动绳子，训练强度和时间与双脚跳一致。一般情况下，双脚跳训练时间超过 3 个月，就可以尝试跑跳。以后两者可以交叉训练。

如果孩子本身身体素质较好，可以试着让孩子每次跳起来的时候甩两下绳子，要点是孩子跳起来的高度要比以前略高，这样可以锻炼孩子的腿部力量与爆发力，这对于生长发育和意志品质的培养都有不小的益处。

跳绳运动虽然相对安全，但也要注意储多可能存在的风险，具体事项如下。

（1）跳绳时不适合穿质地较硬的鞋，以厚度足够且柔软的鞋子为宜，最好是高帮的，可以保护脚腕。

（2）尽量选择稍微软点的草坪、塑胶跑道或木地板练习跳绳，这样可以保护关节。

（3）起落的时候要一直保持抬着脚尖的状态，脚后跟着地或整个脚掌着地都是不规范的。

（4）绳子的选取最好先用质地比较硬的绳子，等到熟练后再用软绳。购买跳绳的时候最好选择带把手和吸汗护垫的，这样可以防止跳绳脱落或绊倒自己。

10. 一套题判断孩子运动问题

1. 孩子有没有运动的习惯？

A. 每天都运动

B. 一周有 3~4 天会运动

C. 偶尔运动

2. 孩子一天运动几次？

A. 两次或以上

B. 一次

C. 不运动

3. 一般在什么时间运动？

A. 下午

B. 早上或晚上

C. 中午

4. 每次运动大概持续多长时间？

A.30~40 分钟

B.50~60 分钟

C.20 分钟以下

5. 孩子一般做什么类型的运动？

A. 拉伸、跳跃类

B. 有氧运动

C. 负重类（马拉松、举重类）

6. 一般运动后每次都做热身和放松吗？

A. 每次都会

B. 偶尔会

C. 从来没有

7. 孩子一般哪种状态下进行运动？

A. 轻微空腹、低血糖

B. 饭后 30~60 分钟左右

C. 进餐后立即运动

8. 运动强度适量吗？

A. 运动过后，精神状态更好，更有胃口，睡眠更好了

B. 运动后没有什么感觉，只是略微疲倦

C. 第二天感觉疲倦，甚至疼痛

9. 运动后，会立即喝冷饮给身体降温？

A. 不会

B. 偶尔喝

C. 会

10.运动后，怎么给身体补水？

A.少量多次，随时补水

B.只喝少量的水

C.一次性喝大量的水

以上每道题选择 A 得 10 分、B 得 6 分、C 得 3 分。然后记下每题得分并加在一起算出总分数。

想知道运动测试题的答案吗？请加书背面的微信公众号"辉哥谈身高管理"或扫描书背面的二维码，点击"试题答案"后选择"运动测试题"，我发给你。

11. 身高管理中的运动问题答疑

（1）孩子不爱运动，慵懒怎么办？

首先要清楚他是不爱某项运动还是不爱所有运动。不爱某项运动很正常，这可能是他对该运动没有好感或本身就不适合，家长对此只需顺其自然，让孩子做自己喜欢的运动即可。

如果孩子不爱所有运动，那么这也要分两种情况，一种是以前爱运动，现在不爱；另一种是一直都不爱运动。前者可能因为贪玩或学习压力而导致时间接性活动量减少，这种情况下要先鼓励孩子做一些增强耐力、心肺能力或柔韧性的运动，如跑步、仰卧起坐、压腿、蹲起、踢腿等。因为这些运动可以在短时间内将筋骨活动开，并且能提高运动的积极性。

对于后者，则要考虑到孩子是否在运动中受过挫折，如被小伙伴嘲笑、被家长或老师呵斥过的情况。这时候，家长可以带孩子先做一些容易调动他们情绪的运动，如一起去水上乐园、爬山、逛游乐场等，一段时间后再让他做常规的运动，而且要注意适时地鼓励。另外，孩子疲于运动还有可能是缺乏赖氨酸、钙、维生素等，所以在饮食和睡眠上也应进行排查。

在孩子的运动方面，爸爸这个角色责任更重一些。平常爸爸就应该以身作则地积极参加锻炼，然后再来引导和陪伴孩子，这样效果才能更好。

（2）怎样激励才能让孩子提高运动成绩？

要先肯定孩子的成绩，然后再委婉地指出不足。即肯定的同时加上点鞭策，这样才能给孩子做出"你只要努力就一定能做到"的正确暗示。

例如，有的孩子跑步的时候动作幅度很大，踩在地上"吧嗒吧嗒"地响。这时候，家长们通常会选择直接呵斥或是置之不理。其实，以上两种做法并不正确，前者会影响孩子对跑步的兴趣，后者则无法让孩子认识到自身错误。

比较好的做法是告诉孩子说："你跑得不慢，比以前进步不少，可惜腿部动作幅度太大，以后用脚尖弹着跑试一下也许更好。"

然后父母可以现场演示一下正确的方法，这样更容易激励孩子不断进步。

（3）跑步的正确姿势是怎样的？

胳膊呈90度角，手掌摊开并向下，胳膊前后大幅度摆动，腿不要抬高，膝盖尽量向前，用它来承受体重并产生向前推的力量。

（4）孩子在什么时间段运动最佳？

科学证实过的最佳运动时间是下午3~5点，而大多数中国人认为早上锻炼更好，因为"一日之计在于晨"。目前而言，这两个时间段都不适合孩子，因为下午3~5点还属于上课时间，而早上早起锻炼则容易影响交感神经的兴奋度，使精神出现一段萎靡期，如果不睡回笼觉的话就有可能影响一天的精神状态。另外，起得过早也会缩短孩子的整体睡眠时间。

所以，我建议孩子平时可以在晚上运动，时间段约为晚上7~9点。这时候，植物的光合作用接近尾声，空气中氧气的浓度较大。运动完成后洗澡睡觉，又可以缓解一天的疲劳。

（5）运动前和运动中需要做哪些准备工作，有什么注意事项？

首先是必须做好准备活动或热身运动，时间约5分钟，可以选择活动手脚腕、连续蹲起、伸展运动、扭腰等。其次是尽量不要在太阳暴晒、雨天的环境下进行户外运动。另外，在运动过程中除了关注环境的变化外，还应该关注自己身体情况，一旦感觉心慌、头痛、腹痛、极度疲惫或其他不适症状应立即停止运动。

（6）运动结束后有哪些注意事项？

很多人在运动前知道要做热身活动，但在运动结束后却不做拉伸，如此便成了虎头蛇尾，非常不利于身体的恢复。其实，运动后的恢复运动和运动前的准备活动同样重要。

通常，运动后不可以大量饮用水或冰镇饮料，不能立即就餐、洗澡、吹空调。另外还要做一做放松运动，等运动结束一小时后再选择摄入营养物质以补充损失的能量。

（7）有哪些不利于儿童生长发育的活动？

一是父亲或母亲拽着孩子的小臂或手腕上拉的运动。很多父母都会将孩子提起然后荡着玩，甚至在我的亲戚朋友中就有很多家长玩过这种游戏。每当看到这种现象，我都会极力劝阻。因为这种游戏非常危险，特别是对于5岁之内的孩子，桡骨发育尚未完全，"荡秋千"很容易使他们的桡骨脱位，而桡骨脱位的复发率特别高，会严重影响孩子的生长发育。

二是过早教孩子学走路。每个孩子由爬到走的时间不尽相同，而有的父母在孩子还没有行走欲望的时候就开始扶着或牵着孩子行走，这很容易使孩子的脊柱受到压迫而导致损伤。而且，协调性和平衡力对孩子的生长发育来说也相当重要，盲目为孩子的行走增添"助力"明显是在破坏这种素质的形成。

三是蹬跳。很多带孩子的母亲都会发现这样一种现象，即刚满一周岁的孩子特别喜欢"跳"，由于他们力量小，一般会抱住父母的腿往上直跳。对于这件事，很多大人不以为意，甚至认为这样做可以让孩子的身体得到锻炼。

但实际却并非如此——细心的人会发现，孩子每一次上跳都是直着腿，膝盖几乎没有弯曲，这说明孩子的跳是一种本能的体现，而不是主观方面有跳的意愿。当然，其深层原因可能是孩子对"内耳前庭活动"以及跳跃时产生的"微醺感"有了依赖，但无论如何类似的跳跃都很有可能会对孩子的脊柱与腿关节产生伤害，从而影响正常的发育。

（8）经常让孩子吊单杠对其身高增长有帮助吗？

有一定的帮助，但作用不大。吊单杠在一定程度上只能拉开脊柱、关节间的间隙，但不会促进软骨细胞分裂。如果孩子只做吊单杠的运动还容易拉伤肌肉，长此以往还会产生厌烦心理，所以运动的项目应该尽可能地丰富多样。

Part4
睡眠篇——
永远不要忽视夜晚的成长时机

　　有句传统谚语说，人生只有两件事，饿了吃饭，困了睡觉。事实就是这样，放眼大自然，几乎所有的动物都是在不断觅食与睡眠中度过一生的。颇具讽刺意味的是，备受造物者青睐的人类可以出色地学会获取食物的能力却往往饱受"睡眠之苦"，这件在自然界看来微不足道的事情却需要人类耗费巨大的精力与智慧来弥补。

1. 深度睡眠与身高增长

　　睡眠对孩子的生长发育，体能、免疫能力、大脑发育、情绪等方面均能产生不小的影响。因此，如何科学睡眠便成了身高管理的重要内容。研究证明，人的睡眠过程十分复杂，大致可以分成 5~6 个循环的睡眠周期，每个周期的时间约为 60~90 分钟。

　　根据睡眠中脑电波、眼球运动和肌肉张力的变化，我们可以把睡眠周期分为非快速眼动周期和快速眼动周期。其中，非快速眼动周期可以分为入睡期、浅睡期、中睡期和深睡期，在此之后我们就会进入快速眼动睡眠期。快速眼动睡眠期结束后则一个睡眠周期结束，接下来便开始下一个睡眠周期。其中，快速眼动周期一般发生在后半夜，大约为 20 分钟，这也是儿童容易在半夜惊醒的原因。不过随着年龄的增长，快速眼动周期的时长会逐渐缩短，而非快速眼动周期会在其范围内逐渐延长。

	阶段	行为状况
非快速眼动周期	入睡期	眼球滚动，身体活动减少，处于似睡非睡状态，容易被唤醒。
	浅睡期	眼部几乎没有运动，心率和呼吸放缓，肌张力降低，容易被唤醒，梦醒后一般有记忆。
	中睡和深睡期	呼吸和心率继续放缓，全身肌肉放松。不容易被唤醒，梦醒后一般无记忆，生长激素分泌增加。
快速眼动周期	活跃睡眠期	眼球快速运动，心率和呼吸不规则，可能出现做鬼脸、眨眼或四肢活动的情况。容易被唤醒，时常做噩梦，梦醒后一般有记忆。

　　观察上表我们可以得知，中深度睡眠期对于生长发育最为有利，而入睡、浅睡和活跃睡眠期在缓解疲劳、促进发育方面的作用相对要低一些。遗憾的是，深度睡眠只占整个睡眠时长的一小部分，约为25%，而浅睡期则占到了55%以上。所以，睡眠虽有助高作用，但不能只看时间，重要的还是提高睡眠质量。确切地说，应该是延长深度睡眠的时间。

　　晚上9点到凌晨1点、早上5点到7点是孩子生长激素分泌最多的时间段，如果在这个时候恰好进入深度睡眠，生长激素的效果就会最大化。所以我通常会建议处在生长发育期的孩子尽量在9点前睡觉。

　　从专业的角度来说，睡眠深度是以身体活动减少和感觉灵敏度降低作为衡量指标的。这在实际生活中不好判断，但我们可以在孩子睡醒后对其睡眠质量进行一次大体的评估。

　　一般情况下，如果孩子睡醒后感觉头脑清醒身体轻松，没有疲劳感并精力充沛、学习效率高，那么这就可以认为是达到了深度睡眠应有的效果。反之，睡醒后感觉昏昏沉沉、心情烦躁，学习效率下降等则可以认为是没有达到深度睡眠的效果。这些都可以通过观察孩子的状态和询问得知。

要想快速达到深度睡眠状态需要全身心放松，最简单的方法便是睡觉前保持均匀呼吸，尽可能地让身心安静。可以先从放松身体开始，逐渐过渡到精神放松。当然，根据年龄的不同，提高孩子睡眠质量的方法也不尽相同，具体我会在下面的章节分别阐述。

2. 让 0~3 岁的孩子睡个好觉，你要会哄

0~3 岁这个年龄段，前后虽然只有三年之差，但孩子的生长发育却会发生翻天覆地的变化，所以才有"三岁定终身"之说。但在这个年龄段，孩子又受自身发育限制，运动、内分泌、营养、情绪还无法对其身高带来显著影响，因此睡眠就成了最具决定性的要素。另外，孩子在此时对自身的关注和约束能力较小，他们的睡眠问题就需要由父母来引导和掌控。

通常，刚出生的婴儿在头几天只要有充足的母乳喂养就会表现得比较安静。新生儿每天的睡眠时长约为 15~18 小时，只不过是断断续续的，每个时间段的睡眠时长则较短，约为 3 小时。

所以，孩子经常会在哺乳过程中感觉到困倦，从而很快进入睡眠状态。但此时哺乳尚未结束，有些母亲会习惯性地通过发出声音或轻轻摇晃的方式让宝宝清醒些，以便能使哺乳继续进行。但其实这是错误的做法！因为刚出生不久的孩子意识尚未觉醒，他会完全按照身体反馈的信息做出行动。逐渐地熟睡正是一个遵循自然规律的过程，如果中途被打断，宝宝就会由昏昏欲睡的状态过渡到疲劳期。要知道，人在非常疲劳的状态下反而不容易入睡。

正确的做法是这样的：将宝宝抱在怀中抚慰一会儿就轻轻地放下，让他在一个安静的环境中入睡。当然，很多家长不知道如何判断孩子是否处在这个状态，其实答案就在孩子的眼睛上——我们只要细心观察他的眼球，向上翻的时候就是

入睡的先兆，就像我们平常所说的"翻白眼"。一般情况下，宝宝这种相对安静的状态从出生起可以持续 4 周左右。

到了第 5 周的时候，宝宝的睡眠可能更加规律，虽然还没有摆脱断断续续的状态，但每次的时长可以增加到 4~6 小时。不过，他此时的性情可能会有一个巨大的改变，具体表现为入睡前开始频繁哭闹，时间不固定。甚至有的孩子可以从晚上 9 点一直哭闹到第二天早上 5 点多。

这种情况常常会搞得父母们焦头烂额，而他们一般会采用轻轻摇晃、抱着孩子上下楼梯、不停地拥抱抚慰等方式。另外，很多老人认为这是"孩子饿了"，所以会建议喂奶。遗憾的是，这些方法效果均不尽如人意，有的甚至适得其反。

其实，这一时期孩子入睡前哭闹属于正常现象，因为他们的神经系统并没有发育完全，无法对大脑形成抑制性调控。而这种状态起码会持续到出生后第 12 周，等到神经系统已经相对完整，哭闹才有可能会停止。

绝大多数宝宝都会在 12 周后停止哭闹，但也有相当一部分"顽劣型"宝宝仍然会在睡前进行一次或缓和或激烈的哭闹。通常，这种情况如果只是持续在 20 分钟之内就可以不必理会，如果 20 分钟后吵闹仍然继续，大人就应当采用抚慰拥抱的方式，同时注意控制周围的噪声、光线、温度等。等宝宝渐渐进入睡眠状态时，再适时地将其放到摇篮床上，然后悄悄离开。

当宝宝 1 岁后，意识已经初步觉醒，此时就更不容易对付了，因为他可能学会了用故意哭闹的方法吸引父母的注意力。在这种情况下，孩子一哭闹就去抚慰、拥抱的方式已经起不了太大作用了，结果往往是你过去的时候他很快停止哭闹，但一走开，哭声又会重新响起。如此反复就是一种恶性循环，孩子以后变本加厉不说，还不利于使他养成良好的睡眠习惯。所以家长必须要换一种策略，我把这个新策略叫作"消耗法"，因为吵闹需要能量，我们只要让孩子将这股能量尽情地发泄出来，他们自然就会安静了。

　　例如，有个孩子在晚上 8 点睡觉前只要母亲一离开他就哭闹，那么，我们可以让这位母亲在 8 点整的时候离开 10 分钟。在离开的这段时间内，无论孩子如何哭闹都不要理会，10 分钟后再回来抚慰孩子；如果他继续哭闹，母亲可以再度离开 15 分钟。即每次离开的时间在原来的基础上加 5 分钟，一直到孩子停止哭闹并进入睡眠状态为止。

　　另外，当宝宝获得行走能力之后，由于可以探索到更大的环境，这让他对周围的一切事物都充满了兴趣。这虽然不是一件坏事，但却容易让宝宝更加难以入睡。晚上的时候，他可能会抗拒睡眠，然后溜下床继续探索。这时候，我们就可以采用时间暗示法。

　　例如，在每天晚上 7 点 30 分的时候，你可以指着钟表上的数字对他说："看，现在 7 点 30 分了，你该洗澡了。"等洗完澡后，可以在床边讲个故事，然后拥抱一下他，说："现在 8 点了，该睡觉了。"

　　此时，一定要立即关灯并离开孩子一定距离，也不要悄悄偷看。这样可以让他逐渐明白 8 点是个特殊的时间，没有人会和他玩，也没有人会来帮助他，只能静静躺着然后进入梦乡，等到了第二天才可以得到更多的乐趣。

　　当然，我们不能排除有些顽劣过头的孩子，他们会在父母离开时歇斯底里地大喊大叫，直到对方再次回到他身边。甚至有的孩子一看到父母在床边看书或玩手机也会大哭，因为他们想每时每刻都获得父母的关注——这不是自私，而是一种本能欲望的驱使。在这股力量下，孩子会极力地对抗睡眠，而且不到最后一刻绝不放弃。

　　这时候，先前的诸多方法基本已经不适用了，而试图讲道理或做运动的方式只对大孩子有用，对一个心智尚处在懵懂阶段，且年龄小于 3 岁的孩子来说收效甚微。所以此时应对的策略就是安抚一会儿后果断地离开，态度要在温柔中透着坚决，让孩子明白这个时间无论怎么哭闹父母都是要离开的。当然，父母也可以向孩子表示早上一定会来看他，这样会让孩子更有安全感，自然也有助其安心入睡。

　　不可否认的是，有些父母可能会因此产生负罪感，或者担心这样会对孩子造成阴影从而留下后遗症。实际上类似的担忧纯属多余，因为这在本质上并不是惩罚，而是一种帮助。即帮助他克服睡眠问题，提高自我约束力，最终的目的是引导孩子养成良好的睡眠习惯，并由他自己保持下去。

　　其实，0~3岁的孩子在父母离开的时候大吵大闹极为常见，这在医学上叫作分离性焦虑，如果处理得当，类似情况会很快改善。反之，如果父母不以为意或处理得简单粗暴，那孩子在步入幼儿园后就有可能产生校园恐惧症，严重的甚至会一直伴随到成年，并进一步诱发急性或慢性焦虑症。从这点上来看，父母的正确引导就显得非常重要。

3. 让 3~6 岁的孩子睡个好觉，你要会说

在我接触过的 3~6 岁的儿童中，有大部分都在晚上 8~9 点进入睡眠状态，然后第二天 7~8 点起床。根据该年龄段孩子的生长发育特点分析，他们的入睡时间有些过晚，这样很容易导致夜间频繁醒来或早上提前起床。而且，有些孩子中午小睡时间过长，这使得他们晚上更加难以入眠，但如果任意剥夺孩子的午睡时间，又会让他们一天精神不振。

对于儿童来说，他们的大脑正处在发育关键期，其对睡眠的依赖性很强，任何的睡眠问题都会对其生长发育造成影响，甚至性格也会向不良的一面转变。据悉，3~6 岁儿童的睡眠时长与其性格的温顺程度呈正比，也就是说，他们的睡眠质量越好，越乖巧懂事，睡眠质量越差，性情越暴戾。

对于 3 岁以上的孩子来说，他们可能不再会有莫名其妙发脾气的行为，但会用吵闹或大声说话来抗拒睡眠。所以如何让孩子在应该休息的时间中安静下来，是提高其睡眠质量的关键。这里推荐三个针对性方法，一是给孩子做一次温和的按摩，坐在沙发上让孩子依偎着父母。二是给孩子讲一个有趣的故事，或给他小声哼唱一首歌。为了更好地互动，父母也可以让孩子随便聊聊白天发生的事情。三是将卧室布置得温馨舒适，比如摆放家人的照片或孩子喜欢的毛绒玩具等。

接下来，家长可以做一个睡眠时间表，将孩子的洗澡时间、睡前活动时间、关灯的时间制定好，让孩子尽量去遵守，以此帮助他养成规律睡眠习惯。

以上只是让孩子快速入睡的准备条件，在很多时候，我们还需要采取一些更

有效的措施，因为实际情况远比我们想象的复杂得多。

曾经有一位母亲向我抱怨，说自己 4 岁的女儿总是抗拒入睡，把她放到床上后，不一会儿的工夫又会下来玩耍。后来这位母亲在女儿的卧室门上加了锁，没想到她在屋里依然不老实，动不动就要求喝水、上厕所或者求拥抱。如果得不到满足，这位小女孩就会不停地哭闹，从上床到入睡竟然需要 1 个多小时的时间。

其实，这位母亲失败的原因就是因为她太心急，总是想一次性纠正孩子的睡眠问题，所以才采取上锁这种相对极端的方式，她现在需要做的是耐下性子，用"慢一点"的方法，让自己的女儿循序渐进地改掉睡眠恶习，具体方法如下。

循序渐进法 1：

第一步，母亲让孩子躺在床上后不要离开，先给她讲 10~15 分钟故事。

第二步，故事讲完后，自己在卧室看一会儿书，并且在孩子睡着前尽量不要与其交流。

第三步，在孩子逐渐入睡的过程中，悄悄挪动脚步，最后走出卧室。

循序渐进法 2：

第一步，父母轮换在卧室看护孩子入睡。

第二步，如果孩子哭闹，只要不是口渴，父母不要给孩子食用任何东西——可以将他搂在怀里，安抚他，直到哭闹停止。

第三步，父母坐在孩子床边等待其入睡，在孩子入睡过程中尽量不与其进行肢体接触。

以上两个方法可以交互使用，也可以选择自己喜欢的方式。不过有一点需要注意，当孩子在入睡前察觉到父母取消对自己的关注后，他们可能会有意地哭闹。这时候就要考验父母的耐心和决心了，针对类似状况狠下心让孩子独睡才是正确决定。

有些家长向我抱怨循序渐进法太熬人，因为白天需要早起，所以他们晚上实在没有精力应对孩子的睡眠问题。其实，应对孩子的睡眠问题不一定非要在晚上，白天依然可以进行。医学研究表明，如果孩子学会了如何应对生活中的挫折并能时时保持冷静，那么他也能更好地调整自己的睡眠。基于这个原理，我们就可以试着让孩子独立解决难题：当遇到比较小的困难或困扰时，家长可以适当地不理会，然后鼓励孩子依靠自己的能力去解决，必要的时候，父母只做辅助者而不是主导者。

在保持冷静方面，挫折教育仍然可以起到一定的效果，但是我们还有另外两个办法可以选择。一是让孩子睡觉前尽量保持疲惫状态：即便一个平时喜欢吵吵闹闹、看上去一刻也停不下来的孩子，他在累了的时候也会成为一个安静的小绵羊。所以，在白天的时候，可以让孩子运动20~25分钟左右，将他的精神力耗尽后，晚上就容易在冷静的状态入眠。

二是逐渐减少晚上抱着孩子入睡的次数。其实差不多3岁半的时候，家长就应该有意识地培养孩子的独睡能力。这需要一个过程。刚刚独睡的孩子可能会不习惯，在申诉无果后，他们会要求躺在父母的怀里才能快速入睡。虽然这看似解决了睡眠问题，但实际上并不能培养孩子保持冷静的能力。所以，家长们可以选择孩子喜欢的毛绒玩具或具有某个对孩子来说象征意义的物件陪着他睡。

4. 让 7~15 岁的孩子睡个好觉，你要会教

通常，孩子到了 7 岁的时候，便告别了学龄前的无忧无虑，开始陆续进入缤纷多彩的校园。此时，很多家长也把教养的重点放在了文化课、社交、艺术等方面，并由此对孩子睡眠质量的关注逐渐减少。其实这种做法值得商榷：在这一阶段，良好的睡眠习惯对孩子的影响丝毫没有因为年龄的增加而减少，相反，因为各种压力的存在，他们的睡眠比以前更加需要重视。

据悉，7~15 岁孩子的最佳睡眠时长为 9~10 个小时，如果达不到，孩子在白天通常会精神萎靡，影响正常的生活与学习。但在我国，达不到这个睡眠时间的孩子比比皆是。有关部门曾经统计了 1000 名 7~13 岁孩子的睡眠时长，结果表明 30% 以上的孩子一周至少有两天时间存在失眠现象，有 10% 的孩子晚上 12 点以后才入睡。而且，在睡眠质量差的这些孩子中，还有不少存在睡眠焦虑、睡眠恐惧、夜间频繁醒来、抗拒和父母分床睡的"问题"孩子。

有我国台湾地区的研究者曾经做过一次长期性跟踪调查，最后发现相对于睡眠质量好的孩子来说，睡眠质量差的孩子具有个子矮、学习成绩差等特点，而学习成绩好的孩子为了保持成绩往往不敢睡太多时间，这又很容易使这部分孩子睡眠质量也逐渐变差。基于这种现象，很多专家认为睡眠质量会在未来成为困扰人类的大问题。

该年龄段孩子出现睡眠质量差的原因虽然纷繁复杂，但此时的他们已经具备较强的认知能力和自我学习能力，完全可以在父母的引导甚至是自学的情况下解

决睡眠问题。下面是我结合孩子年龄特点总结出的提高睡眠质量的技巧：

（1）冥想放松法：该方法可以让孩子从清醒的状态中脱离，逐渐进入睡眠状态。具体可分为三个步骤。一是依次绷紧单个肌肉群，然后放松，并注意这种放松的感觉。可以依照"绷紧颈部→放松→绷紧胳膊→放松→绷紧大腿→放松"的次序进行，至少要进行三次以上。

二是想着自己一定要清醒，拒绝入睡，这叫作反向意图。因为很多孩子渴望睡觉的主观意愿很强烈，但在客观上却更难入睡，反之，主观上拒绝入睡，客观上却能快速进入睡眠状态。这个状态持续 5 分钟左右。三是进入冥想，不再紧绷肌肉，平躺或侧卧在床上，呼吸要均匀，然后想象着自己处在一片柔和寂静之地。通常在这个时候，睡意就会渐浓。

（2）床具暗示法：即选取一个参照物作为促使入睡的刺激源，当看到这个刺激源时，孩子就会联想到睡觉。在这里，我们把床当作刺激源。该方法需要遵循四个基本原则，一是不断提醒自己，床只能用来做睡觉一件事，不能用来写作业、玩手机、吃东西甚至是思考问题。二是每当失眠或很晚都没有睡意的时候，可以去客厅或别的屋子里自由活动，如果遇到客观原因必须待在自己卧室，可以站着或坐在椅子上，感觉不到困意便不要靠近床。三是如果在床上超过 10 分钟没睡着，那么不要逗留，爬起来将第二个基本原则做一遍。四是白天尽量不要睡觉，早上尽量在同一时间起床。

（3）时间管控法：该方法较为简单，就是给自己限定一个睡眠之前的时间。在这段时间内可以做任何自己想做的事情，比如孩子要在十点半睡觉，那么可以让他在十点的时候定一个十点半响的闹钟，然后让他自由活动。在这段时间里，家长也可以鼓励孩子去洗热水澡，因为泡澡可以有效缓解焦虑冲击大脑。又或者建议他做一些室内运动，如仰卧起坐、俯卧撑、平板支撑、蹲起等。最好是家长和孩子一起做，且运动量不可过大。

（4）生物钟调试疗法：该方法适合睡觉时间过晚且已养成晚睡习惯的孩子。例如，一个孩子已经习惯了每天凌晨 2 点睡觉，那么家长可以选择孩子放长假的时候进行系统调整。

放假第一天，让孩子从凌晨 2 点改为凌晨 5 点睡觉，并且睡到自然醒。第二天的时候，让他早上 8 点睡觉，依然睡到自然醒。第三天的时候，让他中午 11 点睡觉……下面不要我多说，相信你们已经找到规律了，就是每天推迟三个小时睡觉，最后调整到夜晚 11 点的时候，不再调整，并让孩子一直保持这个时间睡觉。

这个方法的原理脱胎于我们调节钟表的方式，就是把指针从不正确的时间点逐渐拨到正确的时间点，这一过程必须要经过其他的钟点。调节生物钟也一样，一蹴而就的调整效果并不好，而是应该循序渐进，按照一定的规律来调节。

（5）环境客观改变法：很多情况下，孩子睡眠质量差是因为卧室本身的问题，这个道理很好理解，居住在干净整洁的房间与身处脏乱差的地方心情能一样吗？不过，布置 7~15 岁孩子卧室的时候家长不宜自作主张，因为此年龄段的孩子已经有了自己的审美观，对父母而言，应该尽情让孩子发挥想象力，并按照个人喜好布置出完全属于自己的房间。当然，父母此时需要做一个执行者和建议者。

房间布置完后，要明确地告诉孩子房间属于他自己，可以独自做很多自己喜欢的事情而不会被父母知道。这种暗示会让孩子意识到拥有了属于自己的小天地，可以自己照顾自己，从而在心理上变得更加成熟冷静，这会让他有能力独立解决睡眠问题。

当然，布置房间的时候也不能太任性，需要谨遵几个基本原则。一是卧室中的家具与挂件不可过多，要以简单、整洁为主，这种环境对大脑的刺激较少，不易使人失眠。二是尽量使用白色墙面，窗户上要安置遮光效果好的窗帘，现在品质优良的窗帘不仅能遮挡光线，还能降低可能扰乱人正常睡眠的噪声。三是尽量选择纯棉的被套和床单，这种材质可以快速缓解肌肉疲劳，让身体彻底放松。

不宜使用丝绸或化纤的寝具，前者容易生潮，而后者则会起静电。四是选择硬板床（木板床）。很多年轻父母喜欢睡软垫床，因为它的舒适度更高。但是，对于3~18岁的孩子来说，软垫床却会对他们的脊椎造成压迫，不利于其生长发育。因此最适合生长发育的是木板床，只要再配上棕榈垫或一层棉被就大功告成了。虽然木板床的舒适度略逊于软垫床，但在帮助孩子成长方面却是首屈一指。

其实，很多学龄期孩子难以入睡的根源都是因为学业压力过大，如担心文化课成绩差，运动能力不好或人际交往不尽如人意等。这些都容易带给孩子某种程度的焦虑进而影响睡眠。所以改善睡眠质量的重点应放在消除孩子的各项压力上面，但是即便有以上多种方法可以用，家长们也要随时关注孩子的学习生活，即便有些客观情况无法改变，也尽量不给他们施加过大的压力，或给他们制定过高的目标。

5. 睡姿与身高有关系吗?

绝大部分人都有一个习惯的睡姿,据统计,有 60% 的人喜欢侧卧,35% 的人喜欢仰卧,剩下 5% 的人喜欢俯卧。虽然选择何种睡姿因人而异,但对骨骺线还没有闭合的孩子来说,相匹配的睡姿可以使睡眠质量显著提高,从而保证生长激素的分泌、促进身高的增长。那么,您的孩子究竟适合哪一种睡姿呢?请看下面我的总结吧。

(1)仰睡:因为未到满月的宝宝无法主动侧身,所以仰睡成了他们的专属睡姿。在仰卧的时候,孩子的体重可以非常均匀地分布于较大的面积上,根据力学原理,这种姿势对骨骼压迫最小。

而且,我们在平躺着的时候不会弓背,可以让脊椎骨得到充分的休息,这对于缓解压力、快速入睡帮助非常大。而快速入睡的直接好处就是让生长激素分泌增多,益处不言而喻。

此外,仰卧还是肥胖孩子的首选,这可以让他们略为宽大的身躯承受更小的压力,大大减少了脏腑器官的劳损。

(2)右侧卧:当宝宝能侧着身子睡觉后,右侧卧也是比较适合的方式。因为很多母亲会选择睡觉前给孩子喂奶,这容易使宝宝在睡眠过程中发生溢奶现象。而右侧卧可以让残留的奶从嘴角流出,防止出现堵塞气管等危险状况。

另外,宝宝在右侧卧的时候,家长可协助其微曲双腿。如此一来,不仅心脏很少受到压迫,右下方的肝脏供血系统也不会受到影响。而且,右侧卧还能方便食物顺着十二指肠传输，促进食物的消化吸收，从而达到快速成长的目的。

即便到了青春期，右侧卧仍然可以作为最佳睡姿。这个阶段的孩子活泼好动，运动量较青春期之前增大了不少，不过经常运动虽然有益身心，但却会使脊柱和心脏承受更大的压力，如果不慎超出限度，不仅会阻碍身高的增长，还可能导致脊柱创伤。

幸运的是，脊柱和心脏的恢复力也很强，只要让它得到充足的休息并减少压迫就能迅速恢复。因为心房在左侧，所以右侧卧的时候心脏和脊柱都不会被压迫。这对机体的放松非常有利。

（3）左侧卧：左侧卧与右侧卧虽然只有一字之差，但是很多专家认为，这样的睡姿很容易使人在睡眠过程中辗转反侧，最终导致质量下降。而且，因为绝大多数人的心脏位于身体左侧，左侧卧会压迫心脏和肠胃。很多人在孩童时期睡觉就打呼噜，这和长期左侧卧的睡眠姿势有一定关联。当然一部分专家也有不同的观点，他们认为人应该选择自己有力臂朝上的侧睡姿势，这样可以把有力臂解放出来。该观点的依据是人在有力臂处于非受限状态下会得到潜在的安全感，如此更利于睡眠质量的提升。也就是说如果你经常用右手，建议你左侧卧，右臂在上面，反之亦然。所以大家也可以根据自己的实际情况选择适合自己的侧卧方向。

最后说一说俯卧，有人认为俯卧有助于排出喉咙和口腔中的异物，放松腰椎，同时还可以增加头颈部的活动积极性，有助于肌张力的提高。实际上，这种睡姿影响呼吸，增加了窒息的危险。在美国，很多专家是不建议孩子采用俯卧睡姿的。

其实，无论是侧卧、仰卧还是其他的睡眠姿势都有其优缺点，究竟选择哪一种，一方面要看孩子所处的年龄段以及自身的身体状况，另一方面还要看它的安全情况，弊大于利的要坚决摒弃。而且随着孩子年龄的增长，睡姿要随时变化，专家们也不建议让孩子常年保持单一的姿势睡觉。

6. 如何让孩子克服睡眠恐惧？

古语有云："起居有常，不妄作劳。"这句话告诫我们生活一定要有规律，不要让自己过于疲惫。很多家长在训斥孩子的不良作息习惯时，也经常会说一句"晚上不睡，早晨不起"。实际上，这就是一种典型的"起居无常"状态。但在这里，我要为孩子们打抱不平，因为"晚上不睡"可不一定是因为贪玩，也许他们已经遭到了失眠的困扰。

对于一个大人来讲，失眠的原因有很多，比如生活工作的压力、交际应酬的困扰，睡前喝了过多咖啡、可乐等。当然，也有可能是身体机能出现问题所致。

但是，对一名看上去朝气蓬勃的孩子来说，频繁失眠的原因最有可能就是睡眠恐惧。即孩子容易将黑夜与某种恐怖的事情联系在一起，因而产生恐惧所以不敢入睡。

据调查，4~12 岁的儿童最易发生睡眠恐惧。遗憾的是，有相当一部分家长对于孩子的睡眠恐惧不以为意，认为这只是因为孩子年龄太小，等长大后就慢慢调整过来了。事实虽如此，但睡眠恐惧的危害却一点也不能忽视。尤其是处在长身体时期的孩子，长期的睡眠恐惧会严重影响他们的身高。所以家长在此时必须要采取行之有效的措施，在这里我推荐两种方法，一个是激励法，另一个是象征法。

激励法主要通过给孩子讲一些针对性的故事使孩子克服恐惧，故事的内容可以是超级英雄题材的，也可以是旅游冒险的。目的是增强孩子的荣誉感与自尊心，给他面对黑夜的勇气。

我的大儿子在 5 岁的时候曾经出现过睡眠恐惧，这使他晚上不敢待在自己的卧室，早已经习惯独睡的他甚至一度请求继续和我们睡在一张床上。起初我对儿子的反常行为感到奇怪，经过仔细的询问后方才恍然大悟——原来他在上个星期看了一部动画片，主要内容就是讲恶魔潜入孩子梦中并追杀他们的故事。正是这个故事情节让他对睡觉产生了深深的恐惧。

得知真相后，我果断采取措施：每天临睡前，我都会坐在床边给他讲一个英雄打败恶魔的故事。在我的故事里，英雄往往无所不能，更不会惧怕黑夜。在接近尾声的时候，我都会再三强调恶魔已经被打败，孩子们再也不用担惊受怕了。讲完后，我会静静看着他，直到他回味着故事情节安然入睡。大约半个月后，当我故事讲到一半的时候他就能睡着；一个月后，即便晚上我忘记去他的房间，他也能自己在漫画书的陪伴下安然入睡。

对于不善于讲故事、平时比较忙或有其他原因而无法在晚上陪伴孩子的父母，我们也可以采用"象征法"。具体做法是买一个相对巨大的毛绒玩具作为守护者——也可以是孩子在动漫或其他地方所熟知的超级英雄模型。当把这种象征性玩具交给他的时候，家长可以郑重其事地说："把它放在你卧室里就像爸爸妈妈在你旁边一样，可以随时保护你，而且爸爸妈妈就在隔壁哟。"这样就可以增加孩子的安全感，提升其对恐惧的适应力。

另外，睡眠恐惧还可能与卧室的布置有关：比如灯光过于昏暗、某些物品容易引起恐怖联想、隔壁房间有奇怪噪声等，这些都需要家长细心留意。

需要注意的是，以上方法的重点在于帮助孩子快速摆脱睡眠恐惧的笼罩，但要想根治失眠问题并切实提高睡眠质量，则需要在平时养成良好的睡眠习惯，下面是我总结出来的几个解决失眠的小方法：

一是每天晚上十点之前睡觉，尽量不要进行室外活动或者看电视、打游戏。

二是注意饮食：睡前两个小时内尽量不要让孩子吃零食或含有咖啡因的饮

料。晚饭不要吃太多也不可不吃，8 分饱就可以。这样，孩子的中枢神经就不会过于兴奋，心绪也不会波澜起伏。

三是睡前安排 2~3 项活动，如讲故事、放催眠曲、洗澡等。这些项目都固定有序地进行，时间最好控制在 20 分钟以内。

四是睡觉要有仪式感。仪式起源于原始社会，那时候，部落的勇士即将要踏上寻找猎物的旅途时都会和同伴们围着篝火跳舞，仿佛庆祝胜利的样子。彼时的人们希望以此来寄托自身对于胜利的无限渴求，而另一个不容忽视的原因就是，这样做会给勇士们带来战胜困难的勇气。

到了今天，我们完全可以把仪式当作一种心理暗示，并将其应用于提高睡眠质量，其核心就是要求孩子在没有进入睡意之前就做好程序化的入睡准备。具体做法就是让孩子先调暗灯光，然后放一首有助于睡眠的小曲子，让大脑发出"睡觉时间到"的信号。而后，孩子需要采用自己习惯的睡眠姿势躺下，并微微地闭起双眼。这些程序结束后，家长可以关上灯并吻吻孩子，之后静静离开。等坚持一段时间之后，孩子的睡眠自然水到渠成。

7. 一套题判断孩子睡眠问题

1. 每天要睡多久？包括白天和晚上（根据年龄段选择题目）。

（1）6个月~1岁

A. 每天睡眠时间还不足 11 个小时

B. 每晚能睡 12 个小时左右

C. 每天睡上 13 个小时不是问题

D. 每天加起来能睡 14 个小时

（2）1~2岁

A. 每天睡眠时间还不足 10 个小时

B. 每晚能睡 11 个小时左右

C. 每天睡上 12 个小时不是问题

D. 每天加起来能睡 13 个小时

（3）2~3岁

A. 每天睡眠时间还不足 9 个小时

B. 每晚能睡 10 个小时左右

C. 每天睡上 11 个小时不是问题

D. 每天加起来能睡 12 个小时

（4）4～5岁

A. 每天睡眠时间还不足 8 个小时

B. 每晚能睡 9 个小时左右

C. 每天睡上 10 个小时不是问题

D. 每天加起来能睡 11 个小时

（5）6～13岁

A. 每天睡眠时间还不足 7 个小时

B. 每晚能睡 8 个小时左右

C. 每天睡上 9 个小时不是问题

D. 每天加起来能睡 10 个小时

（6）14～18岁

A. 每天睡眠时间还不足 6 个小时

B. 每晚能睡 7 个小时左右

C. 每天睡上 8 个小时不是问题

D. 每天加起来能睡 9 个小时

2. 晚上一般什么时间睡觉？

A. 老不愿睡觉，一般要到晚上 11 点后才愿意上床睡觉

B. 似乎精力充沛，晚上一般要到 10 点才愿意乖乖睡觉

C. 虽然有时很活跃，不过通常能在 9～10 点上床睡觉

D. 很听话，每晚 9 点前他就乖乖地睡着了

3. 孩子晚上一般需要哄多久才能进入梦乡？

A. 是一个折腾的小家伙，常常哄 30 分钟还不能入睡

B. 睡前要讲故事，一般折腾个 20~30 分钟后，才会乖乖睡着

C. 经常故事讲到一半，15~20 分钟就乖乖静下来了

D. 一个小小的睡美人，每天基本都在 15 分钟内乖乖入睡

4. 夜里一般会醒来多少次？

A. 一晚有 3 次以上，有时还会哭闹

B. 不肯乖乖地一觉睡到天亮，总会醒来两次左右

C. 平均每晚醒来 1 次，哄哄很快又睡着了

D. 几乎每晚都一觉睡到天亮

5. 夜里醒来后要多久才能重新进入甜甜梦乡呢？

A. 醒后总是不肯再乖乖地待在床上，常常哄 30 分钟还不能入睡

B. 总要闹腾个 30 分钟，出尽法宝才能哄他再次入睡

C. 醒后会闹闹小别扭，15 分钟内还是会静下来的

D. 一般无夜醒情况

6. 夜里睡觉时有特别的现象吗？（张嘴呼吸、打呼噜、睡眠暂停等）

A. 每天都会张大嘴巴呼吸，甚至还会打呼噜，还会突然惊醒哭闹，让我很头疼

B. 每周总有两三晚的睡眠会出现一些异常现象，比如张嘴呼吸、打呼噜、夜惊、面红等

C. 偶尔会惊醒或面红，但总的来说还是睡得比较安稳

D. 总是睡得很香甜

7.有没有开灯睡觉的习惯？

A.喜欢开台灯睡觉，不开灯无法入睡

B.睡觉习惯有微弱的光亮，比如开小夜灯等

C.晚上睡觉，偶尔开小夜灯

D.有光亮无法入睡，一般不会开灯睡觉

8.早上一般几点起床？

A.每天早上 5 点 30 分起床，甚至更早

B.一般 6 点左右起床

C.偶尔 6 点起床，一般 7 点以后才起床

D.比较规律，每天 7 点以后起床

9.早上醒来后会乖乖地马上起床吗？

A.喜欢赖床，醒来后还会不停地打哈欠，睁不开双眼。强行拉他起床会耍小性子，号啕大哭

B.每次起床都需要哄，折腾一轮，但起来后他看上去还是比较困

C.比较容易听话地起床，但不是太有精神，起来后都懒得动

D.可爱而充满活力的孩子，每天清晨醒来精力充沛，心情愉悦

10.早上起来后，白天有精神跟你一起玩和学习吗？

A.没精打采的，经常打哈欠

B.眼睛不是很有神，反应有点慢

C.精神一般，反应也一般

D.两眼有神，很投入，不时手舞足蹈，笑得很灿烂

以上每道题选择 A 得 3 分，选择 B 得 5 分，选择 C 得 8 分，选择 D 得 10 分，然后记下每题得分并加在一起算出总分数。

想知道睡眠测试题的答案吗？请加书背面的微信公众号"辉哥谈身高管理"或扫描书背面的二维码，点击"试题答案"后选择"睡眠测试题"，我发给你。

8. 身高管理中的睡眠问题答疑

（1）是否可以通过药物或饮食提高孩子睡眠质量？

药物是无法根治睡眠问题的。安定、苯海拉明等特效药虽然可以让孩子快速入睡，副作用也较低，但没有任何医学数据证明它们可以安全有效地改善孩子睡眠。相反，长期服用安眠药还会导致白天嗜睡以及暴躁易怒。

借助保健食品的力量来改善睡眠的方法曾经在一段时期内备受推崇，不可否认像褪黑素、色氨酸等物质确实对改善睡眠有一定的积极作用，但在实际操作中服用者却不容易得到理想效果。

首先，褪黑素无法通过食物直接补充，人工合成的褪黑素对于改善睡眠效果不大。其次，色氨酸虽然可以通过小米、牛奶、大豆、香菇等食物获得，但经证实它只能使婴儿的平均入睡时间提前 20 分钟左右，但整体睡眠时长却没有改变。所以，摄入色氨酸的方法依然不能有效地提高睡眠质量。

（2）孩子与父母分床睡和分房睡的适宜年龄分别是多少？

孩子刚出生就要分床睡，可以把他放到婴儿床上。因为三个人蜗居在一张床上很容易威胁到孩子的健康，原因有两点：一是同床睡的孩子一般会等着父母一起睡，这样很难保证充足的睡眠时间；二是父母会呼出大量的二氧化碳，容易使孩子吸收不到足够的氧气而失眠，严重的还会导致大脑受损。

分房睡的适宜年龄则是 3~5 岁，而且越早越好。这样可以培养孩子的独立性，也更易使他们在后期养成良好的睡眠习惯。在中国，有很多孩子一开始恐惧分房睡，这时候父母可以在其卧室中点上柔和的夜萤灯，这样会增加他们的安全感。

需要注意的是，在孩子睡着后家长一定要记得关上小夜灯，因为它在一定程度上会影响生长激素的正常分泌。

（3）孩子每天早上起床非常困难，上学经常迟到怎么办？

首先要确定孩子的睡眠习惯是否有问题，如睡得太晚、有睡眠恐惧等，当这些情况被排除后，孩子有可能就是单纯的起床难。对于这种情况，我们可以定两个闹钟时间，比如孩子要在 7 点 20 分起床，那么我们让闹钟在 6 点 50 分和 7 点 20 分两个时间点都响铃。

第一次响铃的时候，孩子肯定不愿意起，通常会将闹钟按停并继续睡。这时家长可以选择不去管他，因为此时孩子已经能够意识到上学的时间快到了，但身心却还无法瞬间变为清醒时的状态，所以要给他 30 分钟左右的适应时间。

当 7 点 20 分再次响铃时，父母可以走进孩子卧室并拉开窗帘，让阳光照射进来，这样他就更容易起床。不过不到最后关头，尽量不要选择直接叫醒或挪动身体的方式让孩子起床，因为这样容易使他产生依赖性。等孩子起床后，可以让他喝一杯燕麦片或豆浆，类似食物均可以起到提神和缓解疲惫的作用。

（4）孩子白天有必要小睡吗？

有必要。有些家长担心小睡会造成孩子晚上难以入睡，其实只要将小睡的时间控制在 1~1.5 个小时就完全不会对晚上的睡眠造成影响，而且这还能使孩子在一天内不容易出现萎靡不振的情况。此外，小睡在控制情绪方面也能发挥良好作用。

4 个月以内的孩子，白天需要小睡 2~3 次；5~15 个月的孩子需要 1~2 次；15~20 个月的孩子可以一天只进行一次小睡，并且可以一直保持到成年以后。

（5）孩子一天的睡眠总时长多少为宜？

孩子的年龄不同，睡眠总时长是有一定差别的，具体对照下面的表格即可：

年龄	推荐	不推荐
0~3 个月	14~17 小时	小于 11 小时，大于 19 小时
4~11 个月	12~15 小时	小于 10 小时，大于 18 小时
1~2 岁	11~14 小时	小于 9 小时，大于 16 小时
3~5 岁	10~13 小时	小于 8 小时，大于 14 小时
6~13 岁	9~11 小时	小于 7 小时，大于 12 小时
14~17 岁	8~10 小时	小于 7 小时，大于 11 小时
18~25 岁	7~9 小时	小于 6 小时，大于 11 小时
26~64 岁	7~9 小时	小于 6 小时
65 岁以上	7~8 小时	小于 5 小时，大于 9 小时

（6）睡前有什么注意事项？

睡前尽量不要做剧烈的运动，不能吃得太饱，也不能喝太多水，不能长时间处在光刺激下（看电视、手机等）。因为这些都会影响孩子的睡眠质量，导致生长激素分泌减少。

另外，正常入睡大概一个小时之后才会进入深度睡眠的状态，所以对于学龄前的孩子，晚上 8 点半最好就让他睡觉，到了早上 7 点以后再将其叫醒。

Part5

情绪篇——

与真实的自我做朋友

  曾经有人问我营养、运动、睡眠、情绪、内分泌哪一样最难调节，我毫不犹豫地告诉他是情绪。原因很简单，情绪以外的其他要素都相对容易掌控：营养缺乏可以通过膳食或制剂补充；睡眠不足可以想办法改善睡眠；运动量少可以依照科学的方式逐量增加；就算是内分泌出现病变依然可以去医院诊治，但唯有情绪不容易控制。因为我们永远不会预料到下一刻自己会发怒还是兴奋，也永远猜不出何种人或何种事会在下一秒带给自己怎样的心绪变化。

  还有一点更可怕，那就是相对求学和健康等，家长更容易忽视孩子的情绪问题。甚至有的家长不认为坏情绪会对孩子产生危害，这就为不良情绪的"趁虚而入"提供了有利的条件。不过从另一方面来说，情绪问题只要被及时察觉并采取了有效的调节措施就会很快恢复到正常状态。而且随着情绪问题的解决，运动能力、食欲、睡眠甚至是自身的内分泌系统都会得到有益的影响。所以情绪这把双刃剑，就看我们如何运用了。

1. 情绪与身高的关系

"傻大个"这个词几乎无人不知,但却很少有人了解"大个"为什么会和"傻"联系在一起——难道说人傻了个子就会高吗? 或者高个子的人都很傻吗? 这种论调看似荒谬,但却有一定的科学依据。

这里的傻并不是真傻,而是指心思单纯、忧虑较少。类似人群大都不会把简单的事情复杂化,情绪往往也是来得快、走得也快,他们的睡眠质量通常也较好。所以在情绪和睡眠的双重作用下,人的生长激素分泌会增多,长高也是意料之中的事情。而且该理论已经被国外的科学家证实了。

美国纽约州曼哈赛特北滨大学的医学实验室曾做过这样的调查:研究人员选取了因身材矮小前来就诊的 300 名 8~15 岁的孩子,然后为他们的生活习惯与家庭状况建立资料库,结果表明有 50 名因营养不良而导致身材矮小的孩子都有节食的习惯。相关人员认为,这些孩子身材矮小的原因在表面上看是营养不良,其深层原因却是因为害怕发胖而产生的恐惧感所致,而长期的恐惧感就属于一种情绪问题。

研究人员还发现,在这 300 名孩子中,因为家庭关系紧张而变得性情古怪的孩子,其体内生长激素的分泌率皆远远低于正常水平。随后,研究人员改良了这些孩子的家庭氛围,等半年之后,又一次数据报告出炉时,人们欣喜地发现这些孩子的生长激素分泌率又回到了正常水平,其中有一个 10 岁的孩子甚至在这半年内长高了 8cm!

　　从以上的研究结果中我们可以得知，孩子的身高与其本身情绪关系重大。当孩子身高出现问题时，我们除了在营养、运动、睡眠以及内分泌等方面考虑外，还应该由外及内地观察孩子这段时间在情绪层面的微妙变化。

　　例如，有个 8 岁的男孩，身高只有 121cm——比同龄的孩子矮了整整10cm，且最近一年只长高了 2cm。母亲带着他去了多家医院做检查却没有任何结果，医生也排除了任何病变的可能。而且，孩子的营养搭配以及睡眠情况都很好，那么此时，我们身高管理的重点就要放在孩子的情绪问题上了。

　　首先，我们要了解孩子在学校的情况，详情可以咨询他的班主任。具体问问孩子与老师、同学的沟通交流是否正常、情绪上波动是否大、合不合群等。

　　一般情况下，搬家、转学都有可能会影响到孩子的情绪。因为他们要面对新环境和新同学，此时的孩子因为心理压力大而出现情绪不稳定的现象很正常。但是，有很多孩子心智发育不成熟，心理调控能力差，这会使他们难以通过自身力量疏导情绪。久而久之，就会影响他们的正常生活。如被同学、朋友疏远，经常被老师、家长训斥等。情况持续发展，就会形成恶性循环，引发更严重的情绪问题，进一步影响身高的增长。

　　所以我建议家长在发现问题后多花时间陪陪孩子，最好能得到孩子班主任或其他任课老师的帮助，让他们多鼓励孩子参与到同学之间的互动中来。当然，必要的时候也可以寻求心理医生的帮助。

　　根据以往的经验，我们认为孩子是否能够长高完全取决于遗传、营养、运动和睡眠。但从一次次的实践中我们终于明白，情绪对于孩子的生长发育也有重大关系。过大的压力和不良情绪会造成人体的内分泌功能失调，使生长激素分泌不足，生长也因此受到阻碍。另外，肠胃道功能也可能因为这个原因失常紊乱，其直接后果就是孩子胃口变得不好，吸收能力变差，长此以往也会因营养不良影响身高。由此可见，情绪与身高真的是"缘分不浅"。

2. 情感遮断性身材过矮症

如果一个孩子生长在问题家庭里，他就有可能比同龄人矮小。针对这一现象，西方国家称之为"情感遮断性身材过矮症"，其发病机理是由于情绪的不稳定影响了下丘脑及垂体系统的正常工作，进而使垂体生长激素分泌减少。长期的情绪障碍除了影响身高，同时还会造成孩子智力增长慢、多动、人际关系不协调等异常现象。这类孩子往往会因为缺乏安全感而出现睡眠障碍，有时会在夜里惊醒，这对其生长激素的正常分泌又产生了二次阻碍。

家庭对孩子情绪的影响比较复杂，常常使人摸不清规律和头绪，但万变不离其宗，我总结了一些常见的家庭问题以及解决方法，可以帮助家长们战胜可怕的"情感遮断性身材过矮症"。

（1）家庭氛围问题。

所谓家庭氛围，实质上就是家庭成员之间的关系以及他们所制造出来的人际交往氛围。它是一个家庭长期积累起来的精神状态，可以潜移默化地影响到家庭中的每一位成员，尤其对于孩子情绪以及心理品质影响深远。单从理论层面解读"家庭氛围"可能稍显抽象，不过这个字眼在我们的日常生活中却随处可见：在读小说或看报纸新闻的时候，我们可能经常会看到，"××生长在这样的家庭氛围中，不免产生了偏激的性格""在如此轻松的家庭氛围中，他的心情也一天天好起来"等类似的文章。

由以上现象我们可以得知，家庭氛围会影响到孩子对于周围事物的情感以及情绪表达，而这些情绪又会内化成伴随终身的性格。对绝大多数人来讲，一旦形成了不良的性格，再想改变就非常困难了。

在小的时候，孩子最直接的认知对象就是家庭成员，包括父母、外公外婆、祖父母等，他们会模仿这些家庭成员的行为习惯甚至是心理状态，因此，良好的家庭氛围可以使孩子活泼开朗、求知欲强、合群、谦虚。反之，不良的家庭氛围容易使孩子易怒、自卑、孤独、放纵和不讲礼貌——形成这种恶性的情绪循环后，便会妨碍身高的增长。

既然家庭氛围如此重要，那家长们应该如何建立和维护良好的家庭氛围呢？这里要规避四种不正常的家庭氛围。

一是"道貌岸然"型家庭。这种家庭里的父母往往非常严肃，做人做事都有一个硬性的标准，通俗来讲就是有一种近乎偏执的价值观。这样的父母对孩子的要求非常严格，少表扬而多批评，因此他们与孩子很难有任何愉快的情感交流。在这种家庭氛围中成长的孩子，往往会把事情憋在心里，独自舔舐伤口，表面上顺从父母，内心却极度不平衡。久而久之，孩子会从担心批评变为担心失败，情绪也容易不稳定。

二是暴力型家庭。在这类家庭中，夫妻双方往往争执不断，或肢体冲突，或冷暴力对抗，而孩子则被夹在中间无所适从，极易产生心理阴影。在这种环境下成长的孩子可能形成两种极端情绪，一种是易怒，崇尚暴力解决问题；一种是胆怯，做事畏首畏尾。

三是溺爱型家庭。这类家庭中的父母通常勤劳踏实，对于孩子处处呵护。殊不知，这很容易让孩子养成依赖心理，一遇到问题就想着寻求帮助，当父母暂时不能伸出援手时，他们则表现得特别紧张、茫然，情绪当然也就无法稳定。

四是放纵型家庭。这类家庭的父母往往对孩子疏于管教，或者将其长期寄养在亲属家里。在类似环境下长大的孩子很难拥有责任心与自控力，情绪也容易变幻无常。

　　既然以上的家庭氛围都会阻碍孩子的成长，那对孩子成长有帮助的家庭氛围究竟是什么样子的呢？

　　答案是"民主"型家庭。这类家庭往往遵循"大事讲原则，小事讲民主"的标准，在人品、诚信度等原则性问题上，父母能够及时地指出孩子的错误，并在尊重孩子的基础上规范其行为。而当孩子出现无伤大雅的小问题或者做出某些特立独行的事情时，父母又不会多加干涉。这对培养孩子的心理素质与创造力大有裨益。

　　另外，"民主"型家庭的成员之间可以自由地进行思想与情感的交流：家长依靠丰富的人生经验可以给孩子提出各种建议以及解决问题的方法；孩子也可以自由地表达自己的观点或建议。只有这样，孩子才能更好地学会管理自己的情绪。

　　（2）教育方式问题。

　　人非圣贤，孰能无过？尤其对于心智尚未成熟的孩子来说，犯错误不可避免。这时候，教育孩子就成了家长的权利与义务——教育方式得当，不仅会让孩子知错、改错，同时还能帮助孩子养成不惧困难、不怕失败的良好品质。

　　总的来说，家长在教育孩子方面要遵循三个要点。

　　一是赏罚分明：出现问题后，家长要通过理性思维做出正确的判断，必要时可以亲自考察，不可人云亦云或随意打骂孩子。如果查出是孩子的错误，当然要想办法帮他改正；如果孩子没有错误，那就要积极维护或肯定他的做法。

　　二是公开表扬，私下批评：对于孩子取得的成绩和功劳，要及时地表扬，最好在公开场合，让孩子有一种成就感和自豪感。反之，如果在公共场合下批评孩子，则容易使他们的自尊心严重受损，并对父母产生抵触情绪，不利于健康成长。

　　三是一针见血：有些父母在教育孩子的时候总喜欢喋喋不休，孩子明明只是犯了一个小错误，却要被唠叨个没完没了，另有一部分父母还喜欢翻旧账，揪着孩子的一个错误不放。其实，这样会让孩子不停地否定自己，遇到事情容易焦虑和紧张。正确的做法应该是言简意赅地向孩子表达自己的观点，并用简单易行的方法做好引导。

（3）家庭成员完整性问题。

曾经有研究者对 2000 名 7~18 岁孩子的心理问题以及家庭结构进行调查，结论是生活在单亲家庭或寄养在亲戚家的孩子，情绪不稳定者占比 21.6%，而完整家庭中该项比例仅为 0.3%，这充分说明了家庭成员的完整性对孩子的情绪调控起到了至关重要的作用。

欧美国家早在 20 世纪七八十年代就迎来了离婚高峰期，经过数十年的磨合之后，这些发达国家的单亲家庭对于孩子的心理调控已经积累了相当的经验。而我国近二十年才遭遇离婚高峰，单亲家庭数量几乎是呈几何倍数增长，这要求中国的单亲家长一定要迅速积累育儿经验，并给予孩子更多的关注与心理疏导。

3. 如何防治校园暴力对孩子身高的影响？

2017年，"中国青少年研究中心"做出了一份调查报告：有接近10%的在校学生经常受到同学或校外人员欺负，另有35%的学生会偶尔遭受欺负。而浙江大学的青少年攻击行为研究室也做过类似的调查，结果显示有80%的学生表示曾遭受过同学不同程度的暴力行为，同时有50%的学生亲口承认曾对其他同学有过暴力行为。

我罗列以上数据的目的并非只是呼吁大家警惕校园暴力，而是要广大家长们提防校园暴力对孩子带来的情绪影响，这可是造成孩子身材矮小的元凶之一。

2015年，某市初三男生刘某被同班三名同学殴打，忍痛两天后被送往医院。经诊断，该学生脾脏出血严重，最后不得不手术切除。表面看来，刘某所遭受的伤害主要是身体上的，实际而言，他所遭受的心理创伤不逊于脾脏切除所带来的伤痛。据悉，这个孩子在出院后情绪一直不稳定，晚上睡觉不敢关灯，经常半夜惊醒，学习成绩也直线下滑。而他的母亲还曾在2017年向有关采访者表示，自己孩子的身高从2015年开始几乎没有变化，现在已经远远低于同龄人的正常标准。

由此可见，校园暴力对于孩子的身高确实会产生不小的影响。遗憾的是，遭受校园暴力后有接近半数的孩子选择了沉默，这给家长发现问题制造了不小的难度。其实，解决这个问题并不困难，只需要细心留意孩子的日常行为举止就可以。

例如，平时注意观察孩子是否经常性地流露出恐惧、消沉、抑郁、忧虑等情绪；是否存在酗酒、沉默寡言、失眠、频繁旷课、对老师不尊敬等反常状态和行为（包括自残、企图自杀等）。如果有，那就要及时找出原因，对症下药。

如果孩子的情绪已经受到校园暴力的严重影响，家长就应该把重点放在疏导孩子的情绪上面。疏导的核心是让孩子重新找回安全感，这时候，减少指责，多一些关心与呵护是最简单有效的方法。另外，我还有几个情绪调控的诀窍，希望能帮助到孩子。

一是表情调节。心理学认为，人们会对他所面对的客体表情产生联动反应。简单来讲就是我们会受他人面部表情的感染而被同化。所以，当看到孩子愁眉苦脸时，我们应当对他笑脸相迎，然后鼓励他也笑起来。

二是环境调节。大自然的美永远无法复制，任何人在美景面前都会流连忘返，暂时忘记一切烦恼。作为父母，我们可以经常带孩子出去走走，无论远近。

三是人际调节。人是群居动物，而且具有社会属性，这决定了任何人都很难离开集体而独立生活。因此，我们可以让孩子好好利用集体，在情绪不好时鼓励他与朋友聊天谈心，共同做一些彼此喜欢的事情，不良情绪自然会消散。

四是时间角度调节。很多情况下，情绪问题会随着时间的推移发生变化，因为人的认知在不停地改变。同样一件事，在今天看来可能会令你怒不可遏，但在明天或者是变化一下角度重新思考，也许你的情绪就会有翻天覆地的变化。

五是回避调节，有些孩子喜欢较真，一个心结解不开就会烦躁不安。其实，我们完全可以暂时回避引起情绪问题的事物，一段时间后，问题自然不解自开。总之，无论运用什么样的方法，目的都是让孩子的情绪重新稳定下来，恢复生长激素的正常分泌。

值得一提的是，在校园暴力中，除了被施暴者的心灵会受到伤害，施暴者也同样深受其害。杜克大学医学院曾经调查了来自北卡罗来纳的 1000 多名儿童，其中 9 成是白人，其他为非洲籍美国人和美洲原住民。研究者们对这些儿童的 CPR（C 反应蛋白）进行了检测，结果发现遭受过校园暴力的儿童的 CPR 水平会随着他们被欺凌次数的增加而增长，而施暴者的 CPR 指数会一直呈现较低的水平。我们知道 CPR 是各类炎症的"预警信号"，高水平或低水平都会给健康带来不小的负面影响。由此可见，无论是校园暴力的施暴者还是受害者，到头来都会深受其害呀！

4. 如何正确地接纳情绪？

一听到"负面情绪"四个字，我们就能迅速联想到一些相关的事情，比如说"郁郁寡欢""紧张焦虑""暴跳如雷"等，这些都是我们日常生活中想要极力摆脱的心理状态。但是，如果我们因此认为负面情绪是有害的那就大错特错了，因为没有负面情绪的人类早在数百万年的进化中就被淘汰了。

举一个例子，当你过马路的时候，一辆汽车突然闯了红灯，你看到它正在朝你飞驶过来时，对于一个具有正常负面情绪的人来说该怎么做呢——一股深深的恐惧感与焦虑感会迅速涌上心头，然后你本能地屈膝，像离弦的箭一样闪避开。在这一瞬间，你具有满满的负能量，但生命安全得到了保障。

那么，对于一名没有负面情绪的人来说他会怎么做呢？他会站在那里分析一下这件事。流程大致是这样的：车的时速是多少——我的时速是多少——我要往哪个方向跑——如果撞到我，我会受多重的伤……

现在不需要我再说下去了，他的确"非常乐观"——但是，生命也会随着负面情绪一起离他而去。

因此，负面情绪在部分情况下于我们而言非敌而友。例如，我们在遭遇暴力事件时会感到恐惧，在蹦极的过程中会有紧张感，钱包丢失的时候会烦躁不安等。所以，那些企图抛弃负面情绪的人看起来是多么的可笑。

说到这里，有的人可能会发问："辉哥，您曾经不是说情绪会对孩子的身高产生影响，呼吁孩子调节情绪，为什么现在又说负面情绪很正常，难道我们不用管孩子的情绪问题了吗？"

我并没有说不管！但必须要对症下药。因为对孩子身高造成影响的往往不是负面情绪本身，而是因为害怕出现负面情绪而衍生出来的一种长时间的焦虑、恐惧和烦躁，这种有害的负面情绪才会对生长发育产生不良影响。

那么如何分辨正常的负面情绪和有害的负面情绪呢？其实，正常的负面情绪有个非常显著的特点，即突然发生并迅速结束。例如，当我们上班马上要迟到时，就会在瞬间产生一种焦虑与紧迫感，目的是刺激我们加快行进速度；当我们到达单位后，无论是迟到或者不迟到，这种焦虑与紧迫感都会瞬间消失。

有害的负面情绪虽然也可能突然发生，但却不能快速消散，它会长期缠绕心头，经久不散。同时，该类情绪会形成一种"精神交互"现象：我们越是关注它，它就越会影响我们，从而形成一种恶性循环。例如，有的孩子在考试之前长时间焦虑、恐慌等。

在破解有害的负面情绪时，我们首先要做到的就是了解负面情绪的核心作用——警报。

众所周知，汽车一般都装有报警器，当有人接触的时候它就会发出声响。负面情绪也一样，它的目的也是提醒"主人"注意潜在的危险。

例如，有个孩子非常害怕考试，在期末考试前一个月，他可能就会产生焦虑感。这种负面情绪就是一种警报，目的是提醒他一定要重视考试这件事。所以在感到焦虑后，他应该立刻好好复习功课，以便在考试的时候能够取得好成绩。

但是，有些孩子却错误地解读了这个警报，他们会想："我为什么会这么焦虑，是不是得了什么心理疾病？"

当有了这种想法后，这位孩子的焦虑感反而会越来越强。原因很简单，因为警报的作用是提醒孩子好好复习，但他并没有这样做，所以警报就会不停"响起"。最后孩子就有可能出现失眠、早醒或情绪不稳定的现象，这对身高的增长是非常不利的。所以，此时需要对负面情绪做出正确的反应，并采取相应的行动。例如，晚上睡不着觉的时候可以听听英语，早上起得太早可以选择晨读或者健身。就这样一边复习一边等待考试就可以了。

如果按照这个方法执行，相信这个孩子的焦虑感会很快消失。因为情绪的"主人"已经完全接受了预警信号，这时候预警的存在也就失去了意义，停止也就成了必然。我们可以把这个过程用下面的流程图表示：

事件→预警（焦虑）→正确解读→焦虑消失→行动

↓

错误解读→持续的焦虑→影响生长发育

说到这里有的人可能会问，预警已经产生了，但遇到我们无法采取行动的事情怎么办？例如，有的孩子在学校被高年级同学欺负后一直郁郁寡欢；有的孩子因琐事被周围朋友孤立而感到焦虑；也有的孩子因考试迟到被取消资格而耿耿于怀等。这些事情都有一个共同特点，即难以解决或暂时无法解决。

遗憾的是，警报却不会理会这些，它只会不断地提醒你注意！注意！注意！这种情况下，孩子就有可能陷入负面情绪中无法自拔。此时，我们迫切需要找到一个有效的方法来帮助孩子关闭警报，在这里，我推荐"潜意识交流法"。

有的人认为潜意识是玄之又玄的东西，其实不然——潜意识属于心理学范畴，而它的意义早已经被大多数业内学者证实。所以只要我们学会与潜意识沟通，就能轻松关闭警报，从而解除负面情绪带来的危害。

心理学认为，与潜意识沟通的最佳方式是冥想。短期内掌握它并不容易，但我们可以提取冥想中的一个重要步骤——保持安静。即在安静的环境下保持安静的内心。

有些家长看到孩子不开心的时候总喜欢去询问开导，一聊就是几个小时甚至更长，实际却收效甚微。这是因为你没能让孩子安静下来，也没有正确理解对方的情绪。

其实，父母可以这样对孩子说："我能够体会到你的情绪，这种情绪每个人都会有。你并不需要努力克服，只要静静地坐着，然后告诉自己，问题已经解决就行了。"

当父母看到孩子的情绪稍稍平复下来后，还可以鼓励他做一些肢体运动，如跑步、悬垂、游泳、爬山等。

归根结底，负面情绪有其存在的必然价值，我们不应该盲目地排斥和抵制，而是要学会去接纳它，然后把精力转移到力所能及的事情上就可以了。

5. 0~1 岁孩子情绪问题解决方法

第一阶段：0~3 个月

该年龄段的孩子大脑发育并不完善，他们更多在用感觉来生活。例如，饿了或渴了就哭闹。但是，无论食物还是水源的需求，孩子都不能自我满足，必须依靠父母。所以孩子会本能地把为其提供食物并一直呵护他的个体选定为"最需要的人"，这个个体通常是妈妈，也可以是爸爸，而从小被老人带大的孩子则可能选择爷爷或奶奶。

如果孩子在这一个时期没有找到"最需要的人"，例如监护人因为忙碌而缺位、单亲家庭下的养护不周等。类似环境成长下的孩子在以后就有可能会花一生的时间去寻找这个人，而且在寻找的过程中，他往往会有一种茫然若失的感觉，情绪也容易失去稳定。由于这种需求是保存在潜意识中的，只有得到补偿后情绪问题才会彻底消失，所以大多数饱受困扰的人对此并不自知。

寻求补偿的一个最直接表现就是早恋。在日常生活中，我们会发现很多孩子生理尚未成熟，但却比同龄人更早地恋爱，同时也更容易在失恋后情绪失控。而且，早恋还是性早熟的诱因之一，这对孩子的身高也会产生一定的影响。

所以在孩子出生的三个月之内，父母最好能被孩子选择为"最需要的人"。这就意味着他们要在尽量满足孩子需求的同时，还要花时间去陪伴、呵护对方。

第二阶段：4~12 个月

这个阶段的孩子在生理上已经学会了爬行，因为探索欲和好奇心的增强，他们会在家里爬来爬去以探索未知的环境，等到需要安全的时候又会爬回父母身边。所以孩子此时的心理需求可以用三个字表示——安全感。如果安全感没有得到满足，他们就会出现分离焦虑。需要说明的是，这种焦虑不同于成人因为琐事而产生的焦虑，后者稍纵即逝，而前者则可能伴随孩子一生。据悉，长期处在分离焦虑中的孩子会在上学后的交际和沟通能力评估中普遍低于同龄人且情绪不容易控制，严重的还会出现自残行为。

　　为了避免分离焦虑，我们就要在这一时期给予孩子足够的安全感：当他需要探索时，大人们不应予以阻止，同时还要把孩子爬行路线中的安全隐患排除掉，以免因为肢体受伤而对其心理带来不利影响。当孩子在探索过程中感到恐惧而渴望回归父母怀抱时，后者应当给他一个温暖的胸膛并适时进行呵护，等到他重新积聚了足够的能量和勇气时，自然会再次探索。

　　需要注意一点，父母之间关系紧张也会导致孩子出现分离焦虑。例如，夫妻总是在孩子面前发生冲突或吵架，孩子的安全感自然也很难建立起来。

6. 1~3 岁孩子情绪问题解决方法

这个阶段的孩子其实是最调皮的，一方面他们非常依赖父母，另一方面他们又相对独立，经常否定父母的决定，稍有不顺就会大哭大闹。在此时，父母决不能像以前那样一味地满足孩子，因为这会让孩子的心理很难独立，从而进一步产生各类情绪问题。例如，当孩子因为没有得到某个玩具而大哭大闹不肯吃饭的时候，父母可以先"冷一冷"他，暂时不给他提供食物。当饿了的时候他自然会停止哭闹，并把注意力转移到饮食上面。其实，这种方法也能培养起孩子将来对自身行为勇于负责的良好品质。

3 岁之前，孩子通常是没有记忆的，不信你可以尽力回忆一下 3 岁之前的事情——除非是重大的创伤事件，否则就是一片空白。因为孩子会自然而然地把自己"最亲近的人"看成自己的共生体，他并没有形成一个独立的自我意识。所以 3 岁的孩子一般比较黏人，但 4 岁的时候一般就不会这样了。

但是，1~3 岁的孩子仍然需要安全感，不过与之前不同的是，他必须学会在脱离父母的怀抱后仍然觉得自己是安全的。例如，当孩子独自在房间玩耍时，他一般不会感到恐惧和惊慌，因为他已经知道父母虽然不在自己的视野里，但他们的爱在，并且很快就会回来陪自己。也就是在这一时期，孩子特别喜欢玩具——这绝对不是偶然，而是孩子从依赖父母向独立过渡的一个重要道具。所以，这一时期可以尽量满足孩子对于玩具的需要，像各种毛绒玩具、抱枕、小被子、卡通人物模型等都包括在内。

在此我推荐一个小游戏——捉迷藏。这个看似简单的游戏对孩子顺利度过分离期作用很大：刚开始玩的时候孩子往往会哭闹，但随着游戏次数的增加，他就会慢慢适应这种状态，即便暂时找不到母（父）亲也会自得其乐地独自玩耍。

另外，这个阶段父母本身的心理状态对孩子的影响依然深远，当他们情绪不稳定，孩子也极有可能受到传染。而且，有一部分父母会把生活中的压力发泄在孩子身上，不管是有意无意，这都会对孩子的心理造成伤害，最终为孩子的身高问题埋下隐患。这一点是我要提醒广大父母的。

7. 3~7岁孩子情绪问题解决方法

在这个年龄段，孩子已经成功与父母分离，产生了自我意识。他们开始考虑诸如"我是谁？""我的存在是否独一无二""母亲觉得我可爱吗"等类似问题。而且，孩子开始对于赞赏、鼓励、认同和肯定有需求，这是自尊的表现。

对于父母来说，此时要对孩子多一些认同和肯定。例如，孩子走路跌倒后大哭，父母如果赶紧把他抱起来，这是溺爱；如果一味抱怨指责又会伤到他的自尊心。正确的做法是：过去看看孩子身体有无大碍，如果只是小磕碰，就在旁边鼓励他自己爬起来。当孩子依靠自己的能力站起来时，还要适时地予以赞扬和肯定。

这一时期，如果孩子在父母那里没有得到肯定和认可，他的情绪就会变得很不稳定，甚至还可能出现失眠多梦等现象。在这样的情况下，有些孩子就会采用一些叛逆性行为以引起父母关注，例如故意毁坏玩具或家里的物品、经常与同龄孩子打架等。

千万不要小看孩子的这种叛逆行为，有时候他们宁愿被家长打骂也要使自己成为被关注的焦点。遗憾的是，这是一种恶性循环，不利于孩子的性格培养和心理塑造。如果这种情况得不到扼制，随着年龄的增长孩子很容易因为过激的行为而酿成大祸。

值得注意的是，在这一年龄段，父亲在孩子的性格塑造、情绪控制以及责任感培养方面扮演着重要的角色，所以他必须告诉孩子什么事应该做、什么事不应该做，同时还要经常性地给孩子一些积极的暗示。例如，可以时常向孩子表达"我会一直在你身边，不要害怕""我允许你犯错误""我对你的进步都看在眼里"等类似的话语。

8. 8~16岁孩子情绪问题解决方法

第一阶段：8~12岁

处在该年龄段的孩子开始了真正意义上的校园生活，也步入了最佳的学习时期。需要注意的是，我所说的学习不仅仅是文化课的学习，更多的还有情绪调节、人际交往的学习。孩子此时除了会模仿父母外，还会以老师和同学为榜样。

所以他们此时需要的不仅仅是尊重与信任，同时还需要拥有自由选择的权利。这就要求父母对孩子的交际圈和日常行为减一分的管制，多一分的自主权。例如，让孩子用自己喜欢的方式装扮卧室、选择自己喜欢穿的衣服、不干涉他和情趣相投的小伙伴正常交往等。

当然，不干涉不等于听之任之，而是变管制为引导。因此父母首先要以身作则规范自己的言行举止，这样才能给孩子树立一个正确的模仿对象，使他保持一个良好的身心状态。另外，父母仍然需要多花些时间与孩子在一起，并经常询问他学校生活的方方面面，发现问题及时解决。

第二阶段：13~16岁

这个阶段孩子的情绪问题最容易发生，因为正值青春期，生理的特点决定了他们情绪的跌宕起伏。但是，此时大多数孩子的认知已经有了质的飞跃，完全可以依靠自己的能力或在别人的帮助下自行解决情绪问题。

例如，有的孩子长时间处于焦虑状态，他会自发性地意识到这种情绪，并主动要求父母带他看心理医生或自己在书中寻求解决方案。此时，父母就从一个领导者逐渐变成了旁观者或助手。当孩子出现情绪问题时，父母可以告诉孩子一些解决的办法，然后让他自行体悟和理解。

总的来说，父母在这一阶段应教会孩子接纳情绪的方法而不是如何对抗情绪。我有一句话送给孩子："顺其自然，为所当为。"

这句话是日本著名心理学家森田正马说的，它告诉我们在出现焦虑、愤怒、恐惧等不良情绪时，对抗非但是徒劳的，而且还会使情绪问题更加严重。所以要学会接纳。

森田正马认为，情绪就像我们的左右手一样，一味地排斥就像有人试图砍断自己的手脚一样愚蠢。所以他提出了顺其自然法则，因为情绪有个出现与结束的过程，不能靠人力干涉。

另外，当不良情绪到来时，我们不能把注意力全部集中在情绪上，而应该做自己的事情。例如，有的孩子厌学很严重，一到校门口就焦虑烦躁，此时父母不应该鼓励他克服这种情绪，而要暗示这种情绪是正常的，每个人都会有。孩子把注意力集中到"去学校"这一件事情上就可以了。即不管在什么情绪状态下去学校，只要"去学校"这个目的达到了就是一种成功。这种方法在心理学界也叫"顿悟法"，有时也代表了一种乐观超脱的人生态度。

9. 一套题判断孩子情绪问题

1. 孩子是否经常因为一点小事而生气动怒，甚至大发雷霆？

A. 是　　　　　　　　　B. 否

2. 孩子是否经常闷闷不乐，即便大人逗他，也很难展露笑容？

A. 是　　　　　　　　　B. 否

3. 孩子是否经常胃口不好，吃不下东西？

A. 是　　　　　　　　　B. 否

4. 孩子睡觉时是否经常做噩梦，并时常被惊醒？

A. 是　　　　　　　　　B. 否

5. 孩子是否经常莫名其妙地哭泣，却又说不出原因？

A. 是　　　　　　　　　B. 否

6. 孩子是否不太喜欢与别人打交道，很少甚至几乎没有好朋友？

A. 是　　　　　　　　　B. 否

7. 孩子做一件事的时候是否经常走神、不专心？

　A. 是　　　　　　　　　　B. 否

8. 孩子是否有吮手指的习惯？

A. 是　　　　　　　　　　B. 否

9. 孩子是否有一点不顺心的事就长时间沉默？

A. 是　　　　　　　　　　B. 否

10. 孩子是否很少和父母谈心？

A. 是　　　　　　　　　　B. 否

11. 孩子是否经常控制不住自己的情绪，但事后又会后悔、内疚？

A. 是　　　　　　　　　　B. 否

12. 孩子每天上学时是否会哭闹？

A. 是　　　　　　　　　　B. 否

13. 孩子是否没有自信，遭到嘲笑就妄自菲薄、一蹶不振？

　A. 是　　　　　　　　　　B. 否

14. 孩子是否经常找借口以逃避去学校？

A. 是　　　　　　　　　　B. 否

15. 孩子是否害怕黑暗，不敢一个人待在房间，不敢独自入睡？

A. 是　　　　　　　　　　B. 否

16. 孩子是否害怕一些寻常的事物，如兔子、猫等小动物？

A. 是　　　　　　　　　　B. 否

17. 孩子是否会嫉妒别人，甚至用语言攻击对方？

A. 是　　　　　　　　　　B. 否

18. 孩子是否总喜欢黏着一个人，如妈妈、奶奶等经常照顾自己的人？

A. 是　　　　　　　　　　B. 否

19. 孩子是否经常因某些方面不如别人而困惑？

A. 是　　　　　　　　　　B. 否

20. 孩子是否讨厌参加集体活动？

A. 是　　　　　　　　　　B. 否

以上每道题选择 A 得 0 分，选择 B 得 5 分，然后记下每题得分并加在一起算出总分数。

想知道情绪测试题的答案吗？请加书背面的微信公众号"辉哥谈身高管理"或扫描书背面的二维码，点击"试题答案"后选择"情绪测试题"，我发给你。

Part6
内分泌篇——
好好善待体内的生长荷尔蒙

　　人类生老病死的发展过程，都会与激素产生重大联系。对于一个孩子来说，衰老或许离他过于遥远，但生长发育却每时每刻都在发生，而激素的作用就是保证生长发育的顺利进行，所以它需要不断地对细胞进行刺激和抑制。遗憾的是，这个平衡的环境并非坚不可摧，而是弱不禁风的，有时一点小小的意外，就会使激素的分泌出现紊乱。

　　不过，激素分泌异常的原因并非无迹可寻，情绪、营养、睡眠以及其他生理或环境因素都会对我们的内分泌系统带来影响。大多数情况下，只要我们密切关注孩子的身心状况，随时采取措施，就能使内分泌系统保持稳定。

　　需要注意的是 如果内分泌系统发生器质性病变，我们就需要去正规医院做诊疗，切不可自作主张。

1. 细数五大助长荷尔蒙

内分泌是一个生理学名词，简单来说，内分泌系统就是体内所有的内分泌腺与其分泌物（激素）构成的体液调节系统，它和中枢神经系统联系非常密切。很多人都知道生长激素，因为它是促进孩子身高增长的关键激素。其实，除了生长激素之外，人体内还有很多激素与身高关系密切，包括甲状腺激素、胰岛素以及性激素等，它们共同影响着骨骼的生长与身体各组织器官的正常运行。下面我就与身高直接相关的各个激素的特性以及自我调节的方法做一番详细阐释。

（1）生长激素：由大脑的垂体前叶分泌，然后随着血液循环到达肝脏，刺激肝脏分泌胰岛素样生长因子。胰岛素样生长因子经肝脏又通过血液循环作用到全身的骨骼上，当骨头两端的骺软骨受到胰岛素样生长因子刺激时便开始分裂出软骨细胞。而这些软骨细胞不断地钙化沉积，就形成了骨头的生长。

生长激素是由 191 个氨基酸组成的肽类激素，所以适当补充氨基酸是有利于生长激素快速合成的。不过，神经递质、生长激素释放激素以及生长激素抑制激素也能对其产生较大影响。所以，单纯依靠补充氨基酸来调节生长激素还远远不够。

后来，研究者检测出人在清醒状态下生长激素的分泌显著下降，而睡眠的时候分泌较多，所以为孩子创造良好的睡眠也成为促进生长激素分泌的一个重要方法。其实，生长激素还有一个鲜为人知的强大作用，那就是它可以刺激体内蛋白质和胶原合成，同时还能使糖原异位，从而引起脂肪的分解，起到减肥效果。很多家长害怕孩子因为肥胖而导致性早熟，所以就会鼓励孩子多运动或者节食。不过数据证明这一做法的效果并不明显，其原因很可能就是生长激素分泌不足。这时候，我们需要排查孩子蛋白质和氨基酸的摄入情况以及睡眠质量。

需要注意的是，生长激素虽然分泌越多生长越快，但这也有个限度，如果分泌太快，就会引起巨人症和肢端肥大症。当然，分泌严重不足的人群容易得侏儒症，这一点是毋庸置疑的。

（2）甲状腺激素：由人颈部两侧的甲状腺分泌的激素，受到脑垂体分泌的促甲状腺激素的影响，它的主要作用是促进孩子生长发育和新陈代谢。在促进发育方面，它可以直接作用于骨细胞，使骨骼的吸收和生成速度加快。甲状腺激素分泌不足的情况下，生长激素的分泌也会减少。而且，甲状腺激素分泌过少还容易患呆小症，不仅身材矮于常人，大脑和性器官发育也相对滞后。在促进新陈代谢方面，甲状腺激素可提高身体多数组织的耗氧量，增强产热效应，从而使基础代谢率增高。总的来说，甲状腺激素可以促进骨骼肌、肝部位的蛋白质合成速度，这对孩子的生长是非常有利的。当然，甲状腺激素分泌过多就会使代谢速度进一步加快，反而会造成骨骼肌蛋白质的分解，导致孩子身体消瘦没有力气，并出现血糖升高的现象，严重的还会引发儿童糖尿病。

此外，甲状腺激素还对维持机体兴奋度有一定的作用，它可以直接作用于心脏肌肉，使其收缩力增强。简单来讲，当甲状腺功能低下时，神经系统就会趋于萎靡；当它亢进时，中枢神经的兴奋度显著提高。因为情绪与神经系统密切相关，这决定了甲状腺激素也能控制人的情绪。对于孩子来说，甲状腺激素分泌过高会使他精神亢奋、情绪高昂，具体表现在不知疲倦地玩耍，夜间难以入睡，严重的还会呈现出某种攻击性，经常打架斗殴等。反之，甲状腺激素分泌过少则会引起孩子食欲下降、精神萎靡，长此以往，还有可能导致孩子因为情绪问题而身材矮小，长大后增加抑郁症的患病概率。

既然甲状腺激素分泌过多或过少都会出现问题，那么我们应该如何对其进行有效的调节呢？一是保证营养均衡，尤其是要保证体内碘的摄入量，所以我们可以适当多食用一些以海带为主的海产品。二是保证充足的睡眠，使白天躁动的神经系统安静下来，保证第二天保持正常的精神状态。三是依靠运动来调节情绪，将兴奋或萎靡的情绪调回到正常点。

（3）性激素：由人体的性腺、胎盘以及肾上腺皮质网状带等组织合成的激素，它能够促进性器官成熟、第二性征发育及维持正常性功能的作用。对生长发育起作用的性激素主要是雄性激素和雌性激素，不论男孩还是女孩，体内都会含有这两种激素，不同在于男孩雄性激素占比较大，而女孩则是雌性激素分泌更多。雄性激素大量分泌时可以促进骨骼的生长与蛋白质的合成以及生殖器官的发育；而雌性激素也可以促进生长发育，另外还能促进钙在骨骼中的沉淀。但钙沉淀较多的情况下骨骺线的闭合速度也会加快，这就是为什么男性总体身高较高的原因。

对于处在青春期的孩子来说，性激素的分泌可谓福祸参半：一方面它能够与生长激素起协同作用，共同促进生长发育；另一方面，它也能成为身高增长的终结者——不仅阻碍生长激素的分泌，同时还能加速骨骺线闭合，是骨龄变大的元凶之一。所以，对于孩子的营养补充一定要合理，尽量不要让孩子食用蜂王浆、三七、阿胶这样的补品。

当然，如果孩子的第二性征迟迟没有出现，或生殖器发育明显不正常（如青春期男孩睾丸体积小于 4ml，女孩乳房上胸围小于 60cm），这时候最好去医院进行一次检查，以防性腺病变。

对于性腺激素分泌不足的情况，最好的方法是加强锻炼。显而易见，经常运动的男性看上去很"man"，而女性则身形高挑，这都是体内性激素得到调节的结果。另外，男孩在饮食方面应多摄入颜色偏黑和偏红的食物，如黑木耳、葡萄、西红柿等，这些食物都能促进雄性激素的分泌。对于女孩来说，可以多食用一些大豆制品来促进雌性激素分泌。

（4）胰岛素：由胰脏内的胰岛 β 细胞受内源性刺激以及外源性刺激（葡萄糖、乳糖、核糖、精氨酸、胰高血糖素等）而分泌的一种蛋白质激素，它有一个众所周知的作用，就是促进糖原的合成。胰岛素如果分泌不足，就容易引发糖尿病。

很多人认为糖尿病只有大人会得，实际上近年来我国儿童患糖尿病的比例正在逐渐上升，这主要是因为现在孩子从食物中摄入的热量过多。所以一定要让孩子少吃高热量食物，如辣椒油、猪油、奶油、芝麻酱、士力架、压缩饼干等，这样可以减少胰腺的负担。

另外，胰岛素还能帮助体内新陈代谢，主导人体的消化吸收系统，促进孩子生长激素的分泌。所以胰岛素异常，孩子的身高也会受到影响。在调控胰岛素方面，除了合理膳食、尽量减少高热量食物摄入外，还应在饮食中遵循少食多餐的原则，使糖的吸收缓慢而均匀。例如，一天三顿饭可以只吃 7 成饱，另外在两餐之间可以再搭配一些面包、牛奶、蔬菜、水果等食物。

（5）肾上腺素：该激素与生长发育并没有直接关系，但却具有甲状腺激素那样促进神经中枢兴奋的功能，同时还能使人呼吸变得急促、血液流动加快、心跳加速、瞳孔放大，给身体更多能量且使反应更加敏锐。从这点看，它相当于一个加强版甲状腺激素，对孩子情绪的影响也是空前的。

肾上腺素的最大作用也许就是助你在危机中快速做出反应，比如当一辆车飞驰而来时，肾上腺素会快速分泌，让你心跳加快、力量增强，从而在一瞬间避险。但是，肾上腺素分泌过多却不是一件好事情，它会令人感到胸闷心悸两腿发软，反而不如平时的体能强。

值得一提的是，人们在面对平时的琐碎事物上也会出现肾上腺分泌过量的情况，这就会对情绪造成一定影响，从而间接阻碍了身高的正常增长。对于这种情况，我们可以进行一定的针对性训练。例如，当孩子一个人独处的时候，可以让他假想有几个人冲到自己面前，然后慢慢感受这种压迫力，如此反复来控制肾上腺素的分泌。

2. 内生型生长激素 vs 外援型生长激素

有些家长在发现孩子身材不如同龄人时，有时候会选择带他去医院注射生长激素，希望以此达到增高的目的。有些业内人士也对生长激素给予很高的评价，并宣称这是最有效的增高方式。实际真是如此吗？答案是未必。

生长激素其实是由大脑垂体前叶生长激素细胞分泌的一种蛋白质，随着年龄的增长，生长激素的分泌会逐渐减少。就像有一部分人小的时候很瘦，但一到中年身体就发福，这是因为生长激素分泌减少，人就开始"横向"发育了。所以说，生长激素有一个出现、分泌、分泌增多、分泌减少、分泌停止的过程。任何对生长激素的外在刺激都有可能打乱体内的平衡，人为注射生长激素就是一个典型的例子。

当孩子体内出现外援型生长激素后，原有的生长激素的活性会被扰乱，进一步会出现激素分泌紊乱，就是一个典型的例子。更为严重的是，如果孩子的矮小并非因为生长激素缺乏引起的，那么盲目地注射生长激素还会引起肢端肥大症，甚至因此而危及生命。

不可否认的是，注射生长激素的方法也有其存在的价值，对于腺垂体合成分泌、生长激素分子结构异常等原因造成的生长激素严重缺乏症，我们可以使用注射生长激素的方式解决身高问题。

需要注意的是，外援型生长激素的作用都只是调节体内生理反应的速度，并非像维生素、氨基酸、葡萄糖那样可以直接提供机体所需的营养素和能量。所以此时的身高增长有可能是一种表象，整体的身体素质并没有提高。很多业内人士也认为，过度地刺激体内生理反应机制和激素缺乏一样有害。

所以说，即便孩子的身高比同龄人矮很多，而且已经查出是生长激素缺乏所致，我们也不能盲目地采用注射疗法。正确的做法是去正规的医院进行专业的身材、骨龄、发育检查，此外还要进行生长激素激发试验，以及生长因子、甲状腺、性腺等内分泌检测。同时还应当进行病因排查，看看是什么原因引起的生长激素缺乏。有时候还需对血糖、胰岛素、肿瘤、肝肾功能等进行安全检查。

3. 性早熟的预防措施

从医学角度来讲，性早熟是指性征出现的时间比正常年龄要早两个标准差，例如女孩在 8 岁左右出现了 10 岁才有的第二性征，本来男孩在 11 岁左右才开始出现第二性征，现在却提前到了 9 岁左右，等等。出现类似的情况就可以判断为性早熟。其中，性早熟的女性远远多于男性，比例约为 9∶1。

在世界范围内，性早熟的发病原因多与内分泌有关，发生概率为 0.6%，但在中国，这个概率却在逐年上升，这和国民物质水平提高后的饮食习惯改变不无关系。针对此，我国目前已经将性早熟列为儿童常见内分泌疾病之一，而它的危害主要有三种。

一是导致身材矮小人。性早熟的孩子会在青春期到来之前快速长高，这使很多家长对孩子的身高预期过于乐观。我们知道性早熟会让孩子的骨骺线提前闭合，这将导致孩子的整体发育周期减少，其最终身高反而会低于同龄人。据悉，早发育的孩子一般比正常发育的孩子少了 1~2 年的生长时间，而早发育 1 年就少长大约 7cm。

二是容易过早产生性行为。要知道，性早熟并不仅仅是性征的变化，它还会因激素的作用使性欲提升。而孩子此时的认知能力相对匮乏，很容易不加辨别地与异性发生性关系。

三是心理伤害。性早熟的孩子青春期焦虑也会提前，而且还会出现与同龄人的交流障碍，如果不加以疏导，他们很容易陷入情绪困境甚至走上违法犯罪的道路。据悉，校园暴力的施暴者多数都是性早熟的孩子。另外，性早熟的孩子多数会出现注意力不集中现象，这对其学习成绩的影响也非常大。

性早熟的形成原因很复杂，外界环境的影响占据绝大部分，如环境污染、食物中激素含量过高、营养过剩、社会心理失衡等都可能引发性早熟。此外，中枢系统的异常也是当前青少年性早熟的推动因素之一。

对于性早熟，最好的方法是防微杜渐，家长要随时观察孩子的身心变化，发现问题后及时采取相应的措施。具体的观察检测方法如下。

女孩：观察孩子乳房是否增大，然后轻压乳房感觉一下是否有肿块，看乳晕处是否有色素的沉淀；观察阴唇是否增大，阴道分泌物是否增多，内裤上有无分泌物以及腋窝处是否长毛。

男孩：观察睾丸是否增大，阴茎是否变粗变长，有无勃起和排精的现象；是否出现腋毛和阴毛，胡须是否长出；喉结有无变化等。

需要注意的是，此时孩子已经有了强烈的自主意识，家长在做性征检测时一定要注意方法。如果女孩8岁之前、男孩9岁之前出现上述特征，则可以基本认定孩子为性早熟。性早熟在绝大多数情况下都是假性性早熟，但在某些特殊的情况下，如腺体周围出现肿瘤或在其他内源性因素的作用下，这也是有可能转化为真性性早熟的。

具体而言，假性性早熟是由于外源性刺激增多导致的第二性征提前出现。此时相关青少儿的生殖器官也会提前发育，但是他们的下丘脑垂体生殖功能尚未完全启动，因此不具备生育能力。过一段时间之后，相关性征会自动消失，不会对生长发育造成实质性的伤害。需要警惕的是，如果对假性性早熟不加遏制，那么它很快会转变为真性性早熟。

不管是假性性早熟还是真性性早熟，家长都需要带孩子去医院做一下骨龄检测。假性性早熟状态下孩子的骨龄一般不会明显提前，所以这对孩子的最终身高影响不大，此时可以不干预，但不能不跟踪观察，一旦发现性征变化越来越明显就应该立即就医。

当然，最好的方法是防患于未然，在孩子还没有出现性早熟迹象时就开始规避容易引发性早熟的各种因素，并采取一些预防措施。具体需注意以下几点。

（1）过量服用"大补"的食物或药品。这里首先要提到的是牛初乳，因为很多家长都认为它的营养高过牛奶和其他乳制品从而让孩子较多摄入。实际上，牛初乳富含的激素非常多，极易使孩子性早熟。当然，对于体质较为羸弱的孩子可以通过服用牛初乳来增强体质、提高免疫力，但用量不可过多，服用周期也不宜超过半年。

另外，一定不能给孩子选择带有性激素的保健品，这会让孩子提前进入青春期。目前市面上很多厂商所研制的增高药都含有性激素，孩子服用后可以身高猛增，但却被透支了增高潜力。

除了保健品，一些看上去是"好东西"的营养品也会导致性早熟。包括蜂王浆、三七、人参等。尤其是蜂王浆，很多成年人小时候都吃过，不可否认，很多体质差、个子矮的孩子在饮用蜂王浆一段时间之后都能有所改善。但是，这个方法却不能古为今用。以前生活条件差，绝大多数孩子发育较晚，所以适当服用补剂是应该的。但现代孩子普遍营养过剩，如果还要额外补充，只能往肥胖和性早熟上发展。

（2）饮用果汁饮料。很多家长在得知饮料可能会影响孩子身高增长后更将其替换成了果汁，并认为这样既能摆脱饮料的危害又能补充维生素。其实，这样做同样会对孩子的生长发育产生不小危害。

因为水果榨汁之后，既丢失了大量对人体有益的纤维素，同时还会降低摄入者的饱腹感。而且市场上大量的果汁饮料，其果汁含量特别低，更多的是糖分和添加剂。相对于吃水果，孩子饮用果汁更加容易过量，由此会造成体内摄入糖分过多，进而引起性早熟。

（3）使用化妆品。通常，孩子在 9 岁左右就会出现自我关注增多的情况。如女孩子喜欢打扮得更加靓丽，男孩喜欢摆各种帅气的身体造型等。鉴于这种身心特点，他们很可能会效仿父母，也为自己使用各种化妆品或成人护肤品，尤以女孩子居多。但绝大多数化妆品中都含有性激素，它们可以被皮肤吸收从而催发性早熟。另外，避孕药也是性早熟的元凶，千万不能让孩子误服。

（4）经常被照射。很多家长喜欢让孩子晒太阳，原因就是他们得知了一个科学道理，即人能在紫外线的照射下使体内的胆固醇转换为维生素 D，而维生素 D 又能促进钙的吸收，从而起到助长剂的作用。这种说法一点没错，但过度光照会影响大脑松果体的正常机能，使松果腺素分泌减少，而松果腺素可以抑制性激素的过度分泌。所以过度光照会间接影响到性激素的分泌，引发性早熟。

当然，即便孩子不幸确诊为真性性早熟，家长也不必过分担忧，因为真性性早熟孩子的身高减损程度取决于以下两个方面。

一是性早熟之前的基础身高。也就是说，如果孩子在患病之前的身高已经超过同龄人一段距离，即便因为性早熟导致骨龄提前也不会对最终身高产生多大影响。

二是青春期的持续时间。每个人在青春期的身高增长速度差别不大，但持续时间却不尽相同，对于生长周期长的孩子，我们仍然可以规避性早熟带来的身高影响。

三是合理的干预。真性性早熟确诊后如果抑制及时，同时家长也在营养、运动、睡眠等方面对孩子进行了科学的调控，那么孩子也会快速摆脱性早熟的阴霾。

另外，很多性早熟的孩子在得知真相或觉察到父母的担忧后会开始焦虑。这种情况下家长应该告诉孩子性早熟只不过是生理发育提前而已，不必过于紧张和害羞。最好是能在孩子的认知范围内将有关性早熟的知识和理论告诉他，让他自行理解和顿悟。

对月经初潮的女孩，要告诉她月经期间的生理卫生，知道乳房、生殖器等部位的自我防护。如必须到医院接受治疗，则更需注意安抚孩子的情绪，切忌对孩子表达"你以后长不高可怎么办""以后被人嘲笑怎么办"之类的话语。这样会增加孩子的心理负担，影响治疗效果。

最后多一句嘴，说一说医院的治疗内容：如果是腺体病变引起的真性性早熟，医院一般会选择用促性腺激素释放激素类似物来抑制孩子性腺的发育，这种治疗方法效果很好。所以，性早熟真的没有那么可怕，只要家长多上点心，做好预防工作并在问题发生时及时解决，依然能让孩子长至理想身高。

4.身高管理之前，需要警惕病理性矮小

很多父母在发现孩子身高比同龄人矮时就特别惊慌，开始急于买各种补剂，也有的父母认为这只是孩子不爱运动或营养不良造成的，于是仍旧按部就班督促孩子锻炼或均衡膳食。其实，导致身材矮小的原因还有一种，那就是孩子的身体发生了病变——虽然概率不高，但如果没有及时发觉而延误了治疗，那么后果就会相当严重。

我国家长们目前对此类问题的重视性较差，"有病不去治"或"有病自医"的情况非常普遍。以生长激素缺乏症为例，已经得到治疗的孩子只占到20%~30%，而且治疗的年龄也偏大。很多孩子都是在进入青春期以后才去接受治疗，在此之前家长一直处于观望状态最后自酿苦果。下面是导致孩子身材矮小或增长缓慢的几种常见疾病的特点及征兆：

（1）生长激素缺乏症：又名垂体性侏儒症，直接病因就是腺垂体分泌的生长激素不足所致，患有该症的儿童其身高通常会低于同龄人两个身高标准差。生长激素缺乏症的发病根源众多，主要有遗传、下丘脑功能异常、垂体发育不良、下丘脑肿瘤以及手术损伤、颅底骨折等。

（2）内分泌疾病：包括糖尿病性假性侏儒症、垂体性侏儒症、甲状旁腺功能亢进症、甲状腺功能减低症等。这些内分泌疾病会直接影响到人体对营养物质的摄入以及各项身体机能，也很容易使生长激素的分泌产生异常。

内分泌疾病的症状并不明显，但仍然有迹可循，如耳鸣、肥胖、脾气暴躁、手脚发麻或抽筋、长时间疲劳感、视力下降等。

（3）骨病：包括髋关节发育不良、股骨头坏死、佝偻病、骨骺病变、软骨发育不全等。这些疾病的产生原因除了先天及营养不良外，还有可能是骨折后处理不当引起的。所以，在长身体的时候一定不要让孩子做危险系数高的运动。

（4）神经系统疾病：患病的孩子通常为幼年时期中枢神经系统受到感染所致，其他原因也包括各种肿瘤以及被母体携带的病毒干扰等。明显表现就是发育异常迟缓。

很多家长在得知孩子身材过矮的原因是疾病后往往方寸大乱，以为这会给孩子造成无法预料的伤害。实际上我们大可不必过分担心，因为此类疾病大多不难治疗。

对于内分泌疾病而言，最常见的就是甲状腺激素与生长激素分泌异常，这些去医院基本都能药到病除。另外还有肠胃疾病，比如说肠道系统疾病、过敏、胃酸、胃胀等。我们小时候或多或少都得过类似方面的疾病，因此不需要担心，只要遵医嘱即可。至于营养不良等情况更好解决，只要确定身体缺少哪一种营养元素或物质，采取适当的食疗或药物治疗就可以。

所以治疗不是难事，关键是家长第一时间就要高度重视。只要有病变征兆就应该及时就医，切不可自作主张。当然，最稳妥的方式还是每个半年或一年对孩子进行一次全面的体检。

5. 身高管理中的内分泌问题答疑

（1）现在该不该相信"二十三，蹿一蹿"？

以往我国居民生活条件较差，营养也跟不上，这使得大多数人发育迟缓，很多孩子即使年龄到了 23 岁依然会因骨骺线没闭合而继续生长，所以"二十三，蹿一蹿"才在民间广为流传。

但时过境迁，步入 21 世纪以来国民生活水平有了质的飞跃，几乎所有的孩子都有条件摄入充足的营养物质，这使他们的青春期提前，骨骺线闭合也提前。当年人们在 23 岁才停止生长，现在则提前到了 16 岁，有的女孩更是才到 15 岁就不长个了，所以不能盲目相信传统而错过最佳的身高干预时机。

（2）女孩月经初潮后是不是不能长高了？

很多家长在知道孩子月经初潮到来时会显得非常担心，他们怀疑孩子以后不能再长高了。有的家长甚至想通过药剂让孩子的月经初潮延迟一些，希望借此扩大孩子的身高增长空间——这种想法不无道理，因为月经初潮的来临预示着青春期中后阶段的到来，此时身高的快速增长期已经过了。

但这并不意味着女孩子在月经初潮之后就无法再长高：在随后的 2~3 年里，她们的身高还会增加 5~7cm，条件不错的甚至还能再长 12cm 左右。据统计，女孩初潮时骨龄约为 13.5~14 岁，并且初潮后的身高为最终身高的 95.8%。因为个体差异，所以初潮后具体能否再长高还要以骨龄检测的结果为准。

（3）肥胖会影响长高吗？

肥胖是身材矮小的重要原因之一。以往很多家长认为孩子长得胖是因为营养好，等孩子身高长上去之后，可以再回过头来考虑减肥的事情。殊不知，孩子一旦胖起来，身高也很难长上去了！

因为肥胖多与性早熟相伴，而性早熟又会使骨龄提前，骨龄上升到一定程度后，身高就会停止增长。不仅如此，肥胖的孩子在成年后容易得心血管病、糖尿病等多种疾病。另外，肥胖所带来的自卑和焦虑情绪也会影响生长激素的分泌。据悉，全世界 70% 的肥胖儿童的身材会一直持续到中年，进而影响其生活质量甚至寿命。

Part7

方法篇——

不要空谈理论了，实际做做看

俗话说，"光说不练假把式"，与其频繁地讲经论道、侃侃而谈，不如在实战中磨砺自己。在投身身高管理事业的这些年里，我深知实践与理论的差异性：通过书本，我们可以快速掌握不少有用的知识，但遇到真实情况时，却感觉无从下手，这其实是缺乏具体的方法所致。

我所遇到的孩子以及家长很有可能因为各种原因无法向我提供有价值的信息，这时候，我只能通过观察、询问、触摸，甚至仅仅依靠经验来分析问题，抽丝剥茧后才能找到关键所在。在如此复杂的情况下，掌握直接有效的身高管理方法就显得更为重要了。

1. 从可乐开始的零食控制诀窍

　　曾经有这样的一个"梗"：一个女孩生病了，她的男友如果只是说了句"多喝热水"，那么我们会认为这位男士是不懂得说话的"直男"或者不是真的关心自己的女朋友。其实在身高管理界也有一个类似的"老梗"，就是当家长问一位"专业人士"孩子饮食有什么禁忌时，对方如果仅仅回答"不喝可乐，多喝水""不吃膨化食品，少吃糖……"的时候，我们就可以认定这是一句"套话"。不信你可以用这个问题问问身边的所有人——包括刚刚搭上话的陌生人，他们几乎都能做出类似的回答。当然，我们不能说这个答案是错误的，只是没有戳中关键点。因为家长们真正需要的不是一个理论或常识，而是一个行之有效的方法。

　　就拿喝可乐这件事来说，通常你给孩子强调100遍可乐不能喝，他都不一定会听。我的大儿子就是一个很好的例子：当时我带着他去朋友家玩，吃饭的时候朋友给孩子一瓶可乐。这是6岁的儿子第一次喝可乐，他仅用半分钟就喝掉了大约300ml，我见状赶紧将剩下的小半瓶夺了过来。回家的路上，儿子三番五次地要求喝我手里剩下的可乐，无奈之下我不得不将那些可乐全部倒掉。眼见这一幕，儿子号啕大哭，甚至在回到家后还是闹个不停，一直到深夜才上床睡觉。

　　那一夜，我根本没有睡好，一直在检讨自己是不是在这件事上处理不当。我回想起自己小时候第一次喝可乐，也是一样充满了兴奋，今天喝完第二天还想再喝，很难控制得住。

所以我得出结论，用简单粗暴的方式限制孩子喝可乐只会有两种结果：一是孩子已经有了一次喝可乐的美妙感觉，越不让他喝，他越是好奇，对于喝到可乐的欲望反而会无限增大；二是孩子上学后肯定会有零花钱，就算我们严防死守使孩子无法从我们或亲戚那里得到可乐，他依然会通过商店或其他孩子那里得到——毕竟我们不给孩子提供可乐，并不代表这个世界上没有可乐。

既然直接限制的方式不可行，那么是否可以通过说服教育让孩子远离这种不健康的东西呢？实际上也不行，因为我们毫无说服力，尤其是对于年龄还很小的孩子，他们理性思维较差，喜欢用感官去了解这个世界。已经品尝到美味后，家长们再告诉他不应该喝，得到的回应往往是"你们在骗人"！

另外，孩子长期得不到某样东西后就会产生一种失落和匮乏感。久而久之，他们要么会变得情绪不稳定，患得患失；要么就会用一些极端的方式得到他想要的东西，比如对父母撒谎或敲诈勒索同学等。

我就遇到过这样一个孩子，他的班主任经常向他的父母告状，理由就是这个孩子经常抢夺同学手中的零食吃。后来我才知道，这个孩子的父母害怕零食会影响生长发育，因此禁止他吃任何零食，而且连零花钱也不给。他们以为这样就可以使孩子健康成长，结果适得其反。

因此，不管是说教还是强制措施都无法起到良好效果，那应该怎么办呢？我的办法是先满足孩子的好奇心和感官需求，然后再用相对巧妙的方法去限制。而我也是切切实实这样做了。

在"可乐事件"一周后，我和孩子去公园跑步。跑完几圈后，满头大汗的儿子将目光停留在了旁边小摊上的可乐上面，然后怔怔地看着我，眼神中充满了渴求。当然，经过上次的事件后，儿子并没有认为我会给他买可乐。但5分钟后，当我把一罐微凉的可乐塞到他手里时，他的眼神中充满了欣喜。一口可乐下肚，儿子的脸上洋溢着愉悦。

等第二天儿子又向我表达了想喝可乐的意图后，我对他说道："可乐喝多了会掉牙齿的，你现在还小，身体承受不了这么多可乐，今天先不喝了，等下周末我们长跑的时候，跑累了爸爸再给你买好不好呢？"这一次，儿子并没有吵闹，而是要我保证一定要说话算话。

其实，每个孩子的坏习惯背后，都是对爱与安全感的渴求。作为家长，我们要做的就是在合理的限度内满足孩子，让他们感受到爱。而当孩子的索求超出一定限度时，则需要让孩子在感受到关怀的基础上加以限制和引导。因为一个从小对饮料没有太大欲望的孩子，长大后即便有能力买成堆的饮料，他也不会无节制地暴饮暴食，并始终保持一颗平静的心。

说到这里，有的家长可能会有不同意见，因为他们认为可乐会影响孩子生长发育，因此一点也不能喝。不可否认，可乐确实有一定的危害，如对牙齿不好或容易使人胃胀等，但其危害程度却远远没有人们想象的那么厉害。研究者曾经做过将牙齿放进可乐中的实验，结果发现牙齿在24小时后才出现轻微腐蚀的现象。论对牙齿的危害，这还不如我们常喝的咖啡。而且，可乐在孩子的口中逗留时间一般很短，如果用上吸管，可乐对牙齿的损害几乎可以忽略不计。

至于人们最关心的骨质疏松问题，目前没有权威的科学证明，但国际上已经有超过15年的研究表明：在人体摄取足够钙质的前提下，适当饮用碳酸饮料并不会损害骨骼健康。

其实，把孩子一天的可乐饮用量控制在500lm以内，骨质疏松的问题便不容易发生。遇到喝可乐上瘾的孩子，家长们也应该动点心思，要以疏导为主。有一次，我在鱼市上买了几条金鱼，又买了一桶可乐，然后把鱼养在了可乐中。我笑着对儿子说："你这么喜欢喝可乐，我给你带来几条鱼，用可乐给你养着呢。"

听到我的话后，儿子很好奇，并且每天都会给可乐中的鱼喂食。但很短的时间，鱼就死了。这件事之后，不用我多说，孩子就明白了可乐其实是有一定坏处的，起码不如水安全，于是自然而然就减少了饮用量。

对于上了中学的孩子，他们的理性思维能力增强，也有了一定的知识储备。这时候，我们完全可以通过更加科学的方式让他们明白，答案就在初中化学课本中的一个化学式里：

$$CaCO_3（碳酸钙）+ H_2CO_3（碳酸）=Ca（HCO_3）_2（碳酸氢钙）$$

父母可以告诉孩子，牙齿和骨骼的主要成分是碳酸钙，而可乐的主要成分是碳酸，两者很容易发生化学反应，这会让牙齿和骨骼流失一部分。这种方法带有极强的说服力，还能够让孩子对学习知识产生兴趣。

另外，家长们还要明白，事物都有两面性，可乐对于人体也有一定的好处，比如清热解暑、提供能量等。而且中医也认为，当孩子感冒的时候，姜汤配上可乐可以扩张血管并增加血液循环，相关病症也会由此缓解。

不单单是可乐，对于其他的零食也一样，我们都可以采取类似的方式加以引导。现在我带儿子出去买东西的时候，总是会和他一起看看包装上的配料表，然后告诉他哪一种配料可能会对身体有危害或有益健康，最后我们协商之后再决定是否购买。现在，即便孩子自己出去买喜欢的零食，他也不忘看一看配料表，对于膨化、含食品添加剂以及糖类较多的食品他都会尽量少吃或不吃。

其实，在帮助孩子养成良好的饮食习惯时，家长们不能只依靠命令来强制对方——当然也不能完全地不管不问，任由孩子不加节制地摄入不良食品。而是应该用一种关爱和负责的态度，让孩子感受到父母对自己的尊重。在这种氛围之下，即便孩子以后有能力自行支配零花钱，他们也会自己规划膳食，杜绝各类可能对身体造成危害的食品。

2. 解决情绪问题，行为总比思维管用

先看这样一个案例：12 岁的小雅上初一，身高 142cm，家人发现她的身高问题后非常着急，陆续给她服用各种各样的补剂，包括各种蛋白粉、钙片以及各类常微量元素和维生素。但效果非常不明显，孩子的身高增长依然缓慢。

针对这种情况，我初步断定孩子矮小的原因并不全在营养。在咨询了小雅的父母一些简单问题后，我得知她经常发脾气，不爱运动，同时睡眠质量也不是很好。按照常规思维，这时候我们应该开始为小雅制订运动或膳食计划了。但我并没有急于那样做，因为我发觉这个孩子看上去太过内向。也许情绪方面的问题更加严重。针对此，我重点问了问小雅在学校以及家庭的具体表现。她的母亲告诉我，孩子最近一年时间里与家人交流变少，在学校的表现听说也不尽如人意……

为了收集更多的有用信息，我耐心地询问了小雅对于校园生活的看法以及在学校发生的事情，收集到了如下信息：

（1）小雅在小学的时候身高与同龄孩子并无多大差别，虽然性格内向，但与同学、朋友的正常交往并未出现问题。

（2）升入初中后，小雅适应新环境的能力略差，与同学的交流沟通上渐渐出现问题。后来很多同学不愿意和她说话，这使她变得更加内向、敏感。

（3）初一上学期期末，由于学业压力的增大，她经常感到焦虑、抑郁。

（4）现在只要别人背着她说悄悄话，她就以为别人在诋毁她。

（5）父母没有意识到她情绪上的变化，只是关注其饮食起居，对小雅的学校生活并不关心。

其实在现实生活中，很多父母都会忽略孩子在情绪方面的问题，因为他们认为这只是精神意识层面的东西，不会对生长发育产生多大影响。但是，他们混淆了一个重要的常识，即情绪也具备物质性！最新研究表明，情绪可以令我们的体内产生某种有害物质，这种有害物质如果不断累积，就会影响生长发育。

其实，以小雅现在所处的年龄段来说，有一些情绪波动在所难免，偶尔出现焦虑、抑郁等不良情绪也属正常现象，一般适应一段时间就会改善。但是，小雅的情况却有些特殊：性格、习惯等诸多方面的原因使其对情绪波动无法正确解读，而同学们的冷眼、父母的不以为意又使她倍感孤独。如此一来，负面情绪不断累积，最后就形成了一种影响生长发育的有害物质，我们可以称之为"情绪衍生物"。

通常，情绪衍生物在最初形成的时候并不稳定，伴随着情绪的平复它又会逐渐消散。但是如果情绪问题长期得不到解决，情绪衍生物便会越积越多，反而使不良情绪更容易被触发。在此，我们可以把情绪衍生物比喻为粉尘：一个在粉尘环境下作业的工人，在短期内身体不会出现异常；但如果常年在这种环境下工作，其体内的粉尘就会越积越多，积累到一定程度，身体就会陆续出现各种疾病。

从小雅的表现来看，她体内的情绪衍生物已经积聚了很多，此时单纯的情绪疏导已经起不到多大作用了，所以我决定从根源入手，解决她的沟通交流障碍，重新修缮同学关系网。这时候，有些人可能会问："解决沟通问题是不是要让她主动与周围的人说话？"不可否认，这确实是一个方法，但我不建议使用。首先，小雅已经被同学们疏远，就算主动与对方交流也有很大概率会遭受冷淡对待，如此一来她的自信心就会受到打击。其次，她本人比较敏感、内向，强行与人交流会违背她的主观意愿，一定会遭到抵触。

所以我采用的方法是，将语言沟通变为肢体沟通，即换一种形式，依靠具体的行为解决问题。肢体沟通的方式多种多样：多人小游戏、夏令营、舞蹈班、跆拳道班等都可以完美实现这一点。为了收到更好的效果，我建议小雅的父母带孩子学习一段时间的跆拳道。起初，她的母亲并不同意，理由是孩子目前已经深受心理疾病的困扰，需要在家好好休养，等病好了再去锻炼。对于这样的说法我并不认同："我不觉得您的孩子有什么心理疾病，她只是还没有了解情绪的特点，不懂得自我调节而已，您现在需要做的，就是慢慢地教会她如何对待自己的情绪。"

接着我又告诉她，敏感的孩子最容易猜疑，虽然有其不好的一面，但也有做事小心谨慎，容易觉察到细节的优点，她完全可以化缺点为优点。再者，抑郁、焦虑多多少少与自卑心理有关，如果再被外界以"病人"看待，孩子的情绪恐怕更加难以控制。

在我的强烈要求下，小雅的母亲最终还是"屈服"下来，为孩子报了跆拳道班。另外，我还建议她每隔几天就询问一下孩子的训练情况，并鼓励小雅多和其他学员对练。刚开始的时候，小雅对训练还比较抵触，总是借故旷课。但一个月后，她的旷课次数越来越少，后来竟然可以主动要求训练。与此同时，小雅的父母也惊奇地发现，孩子情绪问题已经有所改善，她与家人交流次数也明显增多。其实，这是她体内的情绪衍生物逐渐排出的结果。

在跆拳道这种对抗性运动中，孩子之间不可避免地要进行肢体接触，这也是一种互相表达自我的方式。从理论方面来讲，人类最初的时候就是从肢体沟通逐步演变为语言沟通的，所以该方式可以让不善于言语交流的孩子也能逐渐体会到沟通的乐趣。

虽然出现了可喜的变化，但我仍然不能掉以轻心，因为这只是完成了第一步，小雅体内的情绪衍生物虽然减少了，但不良情绪仍然存在。所以我建议她的母亲鼓励孩子多参加一些集体活动，如运动会、同学聚餐或旅游等，目的是让孩子在活动中自然而然地养成沟通的习惯。

以上只是针对小雅情绪问题的解决方法，但我们仍然不能忽略其他影响身高的要素。我曾经说过，身高五要素是相辅相成的，任何一种要素出现问题都有可能影响到其他要素。也就是说，小雅一开始可能只是情绪出现问题，但随着时间的推移，她在营养、睡眠、运动等方面也可能会因为情绪而偏离正轨。

虽然跆拳道可以让她在运动方面的短板得到补足，但在膳食规划方面她的父母却并没有太多经验。于是我开始建议多让小雅摄入葡萄、香蕉、深水鱼、菠菜、南瓜以及全麦面包等食物。因为这些食物里面含有丰富的叶酸、多不饱和脂肪酸、维生素 B_6、维生素 C 等营养素，它们在抗压、抗焦虑、舒缓情绪等方面多有奇效。当然，我们也可以去药店买些维生素 B_6 片服用，注意一天不要超过 60mg。

在我的全面干预下，小雅在半年内长高了 5cm，基本摆脱了矮小的阴影。听说她现在的人际关系也好了起来，身边还多了很多能聊得来的朋友，现在的她早已是一位乐观开朗、对生活充满希望的小姑娘了。

3. 干预身高4种常见方案优劣分析

生长激素缺乏可引起身材矮小，所以人体长高最关键的是生长激素的分泌，其中先天的基因占了很重要的一部分。有些人不费什么劲就可以长很高，这个是羡慕不来的，我们要做的就是通过人为干预促进脑垂体分泌更多的生长激素。数据显示，人为干预大约可以让我们在原来的基础上多长5~15cm。不要小看这个增长范围，试想一下160cm与170cm的差距、170cm与180cm的差距就知道了，这几厘米就成了划分孩子高矮的关键。

目前来说，人为干预身高的方案多种多样，常见的有4种，下面我就分别介绍一下。

第一种方案："黄金五剑客"。"五剑客"都在哪儿呢？其实它们就是我们熟悉的营养、运动、睡眠、情绪和内分泌。即科学的身高管理=合理的膳食+充足的睡眠+科学的运动+稳定的情绪+正常的内分泌。这是目前公认的最佳科学长高方案：其中，合理的膳食提供给人体所需要的各种营养；充足的睡眠让我们分泌更多的生长激素；科学的运动刺激生长激素分泌，促使骨骼生长，加强骨骼的密度；良好的情绪不仅能促进生长激素分泌，还能影响到睡眠与饮食。而对于内分泌系统来说，只有在它不发生病变的前提下，其他要素才能真正发挥作用。

（1）合理的膳食。简单来说，因为它的工作原理就像一个发电机，发电机靠添加燃料燃烧转化成动能，而人可以通过摄取食物提供给身体所需的营养，以此产生能量。

但是，人体结构比发动机复杂得多，人体是动态变化的，所以人除了需要食物来提供能量外还需要从它们当中获取多种营养物质以维持生理功能、新陈代谢和生长发育的需求。这和发电机需要定期保养是一个道理。

遗憾的是，现在绝大多数饮食都只做到了高热量，而营养物质却相对匮乏。一台长期工作从不维护的发电机很容易出现故障，其实人体也一样——当维持运转的各种营养物质摄入不足或不平衡时，我们的身体就会出现问题。具体表现有肥胖、身材矮小、智力发育迟缓、心脑血管疾病等，严重的还会致癌。所以营养问题在当前社会已成为亟待解决的大问题。

从目前现状看，营养问题是客观存在的，主要体现在以下几个方面：

一是我国仍然面临着营养不良（营养缺乏）和营养过剩双重负担。而且尤以隐性营养缺乏比较多见。

二是许多人缺乏基本的营养知识，不会科学地选择食物，这导致了一部分人营养不良。我们知道，营养素在各类食物中的分布是不均匀的，有些营养素很容易获取，而另外一些在食物中的含量却很少，这很难通过普通膳食满足人体的需要。

例如，维生素 D 仅在动物肝脏、蛋黄等少数食物中含有。而我们经常食用的粮谷类、豆类、蔬菜水果类食物中都没有维生素 D，所以它很容易缺乏。

再如钙：钙含量较多的食物主要是牛奶、虾皮等。也就是说，没有喝牛奶或吃虾皮习惯的人很难满足机体对钙的需求。据权威营养调查报告显示，钙元素和维生素 D 均是中国居民严重缺乏的营养素。

三是由于不科学的加工、烹调，导致人们过多摄入高脂肪、高糖、高热量的食物以及食品添加剂，类似生活习惯很容易引起一些慢性疾病。

（2）充足的睡眠。大部分生长激素都是在睡眠中分泌的，但是现在孩子学业负担太重，即便有课余时间，他们也会选择打电子游戏、追剧的方式减压，正常的睡眠时间因此大大减少。

（3）科学的运动。"科学"暂且不提，首先还是时间问题——孩子作业多，就没有时间去运动。甚至还有很多家长因为担心孩子的安全而限制其户外活动，所以现在的孩子大部分时间都窝在家里，运动的时间较之以前少了太多。

（4）稳定的情绪。有个不幸的消息要宣布，现在孩子的情绪控制能力变差了！原因来自多方面：一是学业压力的增大让他们背上了沉重的心理负担；二是睡眠和运动时间的减少导致情绪不稳定；三是人际关系的复杂化让孩子疲于应付；四是校园暴力的愈演愈烈对孩子的身心造成了伤害。

（5）正常的内分泌。这一点不用多说了，营养、睡眠、运动和情绪任何一项出了问题都有可能影响到内分泌系统，它们之间是相互影响、相互作用的。既然其余的四个要素出现了意外，那内分泌自然也很难得到保障。

因此，对于身高管理来说，"黄金五剑客"虽然效果显著且无副作用，但在实行的时候却存在一定困难。所以在很多情况下，我们需要寻求"外援"来支持。

第二种方案："白银骑士"。即通过服用各种补剂将缺乏的营养补足，可以弥补"黄金五剑客"的不足。

众所周知，碳水化合物、脂肪、蛋白质、维生素以及矿物质都有其相应的作用，当任何一种营养缺乏时人体都会出现各种问题。但受客观条件所限，我们可能无法完全通过饮食来获得需要的营养素，这时候就需要进行针对性补充。

例如，哺乳期的孩子可以吃维生素 D；孕妇可以额外补充叶酸；想要促进生长激素的分泌可以服用氨基酸片剂；刺激骨骼生长可以选取各类螯合钙等。这些方案执行起来相对容易，而且效果也不错，可以起到强有力的辅助作用。

但是，服用制剂的方法虽然可行性高，但却仍然存在难点。首先是需要一定的时间和耐心——营养素通常在 120 天之后才能初见成效，因为骨骼细胞的发育周期就是 4 个月。从营养素的摄入到吸收，再到生物反应，最后到达可感知的阶段，这些都是需要时间的。

其次营养素的配比一定要合理。因为一旦配比失衡，最后的效果便会大打折扣。所以一定要选择正规厂家生产的、经过严格临床检验的产品，不要在市面上随便购买营养品、保健品或一些三无产品。需要注意的是，相对于药品，保健品是没有功效要求的，这为保健品厂商打市场的擦边球提供了便利。

所以，"白银骑士"在饮食营养匮乏、孩子因学业压力而睡眠不足、运动量减少等条件下可以将缺失的营养素补足，改善孩子的生长发育状况。但这需要时间和耐心合理的营养配比。

第三种方案：注射生长激素，纯外在刺激。生长激素对人体的生长发育具有非常重要的作用，需要注意的是，正常状态下人体自身分泌的内源性生长激素不会有任何副作用，但通过注射进入人体的外援型生长激素则因为种种原因而需要谨慎使用。

第一，注射用的生长激素是外源性激素，它肯定会影响内源性生长激素的分泌或者引起激素分泌紊乱。有的孩子还会因此产生抗体，最后的结果就是"打就蹿，不打不长"。

第二，不恰当地使用外源性生长激素会造成骨骺的提前闭合，缩短发育周期。

第三，生长激素在促进细胞增长时并无主观识别能力，因此它们的说明书上都会有"恶性肿瘤禁用"字样。毕竟这是只有十余年临床检验的新科技，我们的孩子只有一个，不能盲目当试验品。

第四，激素类药物虽然可以助长，但却容易导致骨质疏松。而严重的骨质疏松让我们会像老年人一样身高降低，同时全身疼痛、易骨折。

第五，注射激素类药物可能会导致肥胖。

第六，容易降低胰岛素的敏感性。众所周知，胰岛素对于人体相当重要，它承担着降低血糖的重任。一旦胰岛素敏感度降低，就会大大增加被注射者糖尿病的患病概率。

第七，对于抵抗力较差的儿童来说，注射生长激素可能会引发冠状动脉心脏病和外周神经系统疾病。其中，心血管和肌肉骨骼病症一般都是久治不愈的。

最后，注射生长激素可能导致肢端肥大、脸部变宽，甚至有毁容的风险，即肢端肥大症。同时，它也可能会造成身材发育比例不协调，如四肢长度比例失衡，下半身远长于上半身等体格畸形的情况。

所以，外援型生长激素虽然有其直接效果，但如果没有确诊为侏儒症或重度身材矮小症以及自身无法分泌生长激素的群体，就不要贸然尝试。

第四种方案：断骨增高术。"断骨增高术"就是通过外科手术在骨骺线处打开，然后安装一个外置固定器，并通过每天调整这个外置固定器来刺激软骨细胞再生，让骨骼再次生长。当达到理想身高后，再做一个二次手术，把这个套在腿上面的固定器取出来。

表面看来，断骨增高的理论非常先进，但实际上这却是一种蒙蔽人的假象，它本身有着巨大的弊端和风险。

首先，断骨增高会带来剧烈的疼痛感；其次，它还可能使腿部的肌肉、血管或神经组织受创，留下后遗症。另外，如果钢针没有彻底消毒，极有可能造成穿孔感染或引发骨髓炎，严重的甚至会造成被术者终身残疾。所以，这种方法风险最大，不到万不得已不建议尝试！

综合分析，"黄金五剑客"因为无副作用、效果较明显以及符合自然生长规律等优点可以作为孩子长高的最佳成长方案。即便父母一时间做不到最佳，也要力争完美，尽量给孩子有营养的饮食，留有充足的玩耍和睡眠的时间。只要家长用心，每天改进一点点也是好的。

"白银骑士"目前已经成为人们日常生活的必需品了。以我们目前的生活条件及环境，完全通过饮食并不能满足人体发育的全部生长需要，所以有根据地补充营养素也很必要。

目前而言，"黄金五剑客"与"白银骑士"在实际的身高管理中都占有举足轻重的地位，我们要做的就是巧妙地将两者搭配，以前者为主，后者相辅，才能将身高管理的效果发挥到最大。

至于最后两种方案，不是极其特殊的情况千万不要尝试——即便有需要，也一定要经过权威医院和专业医师的诊断，认定为带来的益处一定大于副作用时方可操作。

附录
精选助高食谱

俗话说，"药补不如食补"，与其在营养缺乏的时候让孩子吃药，不如在平时的膳食上多下功夫。聪明的父母都会几手既含有丰富营养同时又能让孩子食欲大开的美餐，因为再多的营养也只有在愉悦的心情下才能更好地消化吸收。所以在学完本书的知识后，家长们应该放下书本，去厨房为孩子做一顿丰盛的"助长餐"（以下食谱适宜年龄：2岁以上）。

第一，促进骨骼发育的助长餐。

(1) 奶酪番茄法式面包。

材料：

西红柿50g，厚片面包1~2片，奶酪丝25g，蒜蓉5g，低筋面粉20g，生菜10g。

做法：

①面包去边，将西红柿切成小丁，生菜清洗干净，切碎。

②将面粉放入锅中炒成黄褐色，慢慢加少许水煮成糊状，再加蒜蓉及生菜煮匀。

③将糊状物挤在面包上，放上西红柿丁，上层再撒上奶酪丝，放入预热180℃的烤箱中烘烤7分钟即可。

助高原理：奶酪所含的营养物质丝毫不逊于牛奶，且富含丰富的蛋白质、钙、维生素A、D、B以及钠、铁、磷。而且该助长餐乳糖含量微乎其微，不会导致孩子乳糖不耐受。

（2）芝麻牛蒡鸡块。

材料：

黑芝麻 10g，鸡肉 150g，牛蒡 50g，低筋面粉 100g，蛋黄 1 个，盐和胡椒粉约四分之一匙，酱油和白砂糖各一小匙。

做法：

①将鸡肉切块，加入酱油、白砂糖、胡椒粉拌匀，腌制 5 分钟；牛蒡洗干净，削皮、切丝。

②面粉、蛋黄、盐放入碗中混合均匀，慢慢加少量的水并调成面糊。

③将面糊与鸡块、牛蒡丝、黑芝麻一起搅拌均匀，放入热油锅中煎至 8 分熟。

④放入烤箱烤出多余油脂，烤至全熟即可。

助高原理：黑芝麻富含大量的蛋白质、脂肪和各类维生素以及膳食纤维。虽然脂肪含量高，但基本都是有利于心血管的不饱和脂肪酸，而且其钙元素的含量超过了牛奶。

（3）虾皮白菜蛋羹。

原料：

虾皮 5g、小白菜 50g、鸡蛋 1 个、调味品若干。

做法：

①用温水把虾皮洗净泡软，然后切得极碎。

②小白菜洗净略烫一下，也切得极碎。

③将虾皮、菜末与打散的鸡蛋相混匀，少加水。

④加少许调味品，上锅蒸，或以微波炉加热 3~5 分钟。

助高原理：

虾皮含有丰富的钙和磷，应该让宝宝从小接受。小白菜经氽烫后可以去除部分草酸和植酸，更有利于钙质的吸收。鸡蛋的好处自不必说。这样一份蛋羹，至少能满足 6 个月大的宝宝全天蛋白质需求量的 30%、钙质需求量的 10%，可以为宝宝的骨骼发育添砖加瓦。

（4）清香猪排。

原料：

猪排 1250g，鸡蛋清 2 个，酱油 25g，白糖、料酒、水淀粉各 10g，葱末、芥末粉、精盐各 5g，味精、咖喱粉适量，植物油 2000g(实际耗用 75g)。

做法：

①先将猪排洗净，剁成 4cm 长、3cm 宽的小块；放到锅里煮至 8 分熟，凉凉后沥去水，加入蛋清、2g 精盐、5g 料酒和水淀粉，拌匀上浆。

②再将咖喱粉、芥末粉、白糖、酱油、3g 精盐、味精等一起放在碗里，搅拌均匀后调成卤汁。

③在炒锅里放入植物油，烧至 6 成热时将猪排下入，炸至金黄色时倒入漏勺里，将多余的油沥去。

④在炒锅里放入葱末略煸炒，将炸好的猪排和调汁下入锅里翻炒，待卤汁将排骨裹住即可出锅。

助高原理：

猪排骨富含优质蛋白及锌、钙等元素，这些都是小儿建造骨骼组织所必需的营养素，具有长肌肤、壮骨骼的作用。

第二，健脑，增强体力的助长餐。

（1）蔬果燕麦沙拉。

材料：

煮熟的燕麦片 20g，烤过的杏仁片一勺，水煮鸡蛋一个，小苹果一个，紫高丽菜丝少许，生菜 2 片，橄榄油二分之一匙，红酒醋一小匙，盐和胡椒粒少许。

做法：

①将橄榄油、红酒醋、盐拌匀成油醋酱，然后将生菜洗干净，撕成小片，水煮蛋切片，苹果切丁。

②将以上准备好的食材摆在盘子上，撒上紫高丽菜丝以及燕麦片、杏仁片，淋上油醋酱和胡椒粒即可。

助高原理：燕麦比米饭、馒头等主食含有更多的膳食纤维，可以有效降低体内的胆固醇含量。而且燕麦中所含的糖类比较特殊，它能持续供给大脑和血液稳定的葡萄糖，可以令孩子身体强健并能提高其学习能力和注意力。

（2）豆香南瓜煎饼。

材料：

南瓜 150g，豆腐 30g，黄豆 40g，低筋面粉 2 大匙，鸡蛋 1 个，盐少许，葵花油 2 小匙。

做法：

①南瓜外皮刷洗干净，连皮切块；黄豆洗干净，浸泡 3 小时以上。将南瓜与黄豆分别放进电饭锅蒸熟，然后将豆腐压烂后备用。

②在榨汁机中放入 100ml 水，放入南瓜和黄豆搅拌均匀，倒入盆中。加入低筋面粉、盐、鸡蛋和豆腐搅拌均匀，然后加入一定量的水搅拌成糊状。

③在平底不粘锅中倒入葵花油烧热，然后加入搅拌好的面糊，煎成两面都是金黄色的酥皮即可。

助高原理：黄豆一直被称作"菜园里的肉"，足可见其营养价值之高。据悉，黄豆中含有丰富的植物蛋白，此蛋白质相较于动物蛋白更易消化。而且豆类中的卵磷脂能够迅速消除大脑疲劳，而且对脑细胞具有很强的修复作用。另外，黄豆的含钙量也很高。

南瓜中含有丰富的 β - 胡萝卜素和 α - 胡萝卜素，还有果胶、氨基酸和各类矿质元素。此外，常吃南瓜还有助于细胞的修复以及体质的增强。

(3) 三文鱼豆腐汤。

材料：

三文鱼 150g，板豆腐二分之一块，海带芽 20g，豆豉酱 2 匙，米酒、姜丝、柴鱼片、葱花少许。

做法：

①将豆腐切成小块，三文鱼洗干净后切成薄片，柴鱼片则用少量的水调开。

②锅中倒入 1000ml 水煮沸，放入豆腐、三文鱼、海带芽、米酒、姜丝一起煮，等到三文鱼快熟之前加入调拌均匀的豆豉酱，最后加上柴鱼片和葱花。

助高原理：每 100g 的三文鱼中含有动物蛋白 19.8g、俗称"脑黄金"的 DHA1407mg，另外还有钙、钾、镁、锌、铜等人体必需的矿物质。这些营养物质足以让孩子身强体壮，并使血管、皮肤富有弹性，同时还能预防视力减退。

豆腐不用我多说，除了富含植物蛋白、脂肪和多种矿物质外，还有丰富的 B 族维生素，与三文鱼相配可以说是相得益彰。

（4）鱼泥烩面。

原料：

去骨鱼肉 20g、鸡汤一碗、西红柿半个、龙须面 25g。

做法：

①西红柿去皮切小块，鱼肉加盐捣烂。

②烧热底油，炒西红柿，然后加入鸡汤，调味。

③待汤滚后下入面条，再开后，调小火，下入鱼泥，慢慢熬一熬，闻到鲜香味后关火。

助高原理：

鱼肉不仅可以让宝宝长高，还有利于他们的大脑发育，变得更聪明。寻常的烩面也能补充宝宝生长发育所需要的能量、维生素和脂肪。

（5）鸡肝蛋皮粥。

原料：

新鲜鸡肝 50g，鲜鸡蛋一个，大米 100g。

做法：

①先用清水洗净大米，放入砂锅内，加适量清水煮粥，至大米"开花"。

②将鸡肝洗净、剁泥，用香油适量炒热，备用。

③鸡蛋去壳打匀，放锅内加少许香油制成蛋皮，切碎。将蛋皮与热鸡肝一起放进粥内，煮至粥稠，待温，加调味料调味食用。每天 2~3 次。

助高原理：

每 100g 鸡肝中含蛋白质 18g、钙 21mg、磷 260mg 及丰富的维生素 A。鸡蛋则含有婴幼儿成长所需的卵蛋白和卵球蛋白，以及丰富的钙、磷等无机盐。

第三，减脂排毒，预防性早熟的助长餐。

（1）酱汁生菜沙拉。

材料：生菜 80g，紫甘蓝 20g，黄瓜 30g，沙拉酱若干，醋一大匙，酱油一小匙，高汤二分之一匙。

做法：

①把生菜、黄瓜和紫色甘蓝洗干净，沥干。

②生菜用手撕成小片，紫色甘蓝切成丝，黄瓜切片，全部盛到盘子里。

③把除沙拉酱以外的所有调味料拌匀成酱汁，淋在上面，最后挤上一定量的沙拉酱即可。

助高原理：生菜中蛋白质的含量虽然不多，但却具有丰富的维生素和矿物质，而且其水分含量很高，能使孩子产生饱足感。另外，该助长餐中脂肪含量极低，即便是大量摄入也不用担心肥胖。

中医认为，生菜具有清热解毒、消炎镇痛的功效，而西医则指出生菜中丰富的钾离子可以有效调节血压。

（2）冬瓜汤。

材料：

冬瓜200g，姜10g，排骨若干、盐适量。

做法：

①冬瓜洗净，去皮、切块；姜洗干净，切丝；排骨放入滚水烫煮，去除血水和杂质。

②锅中加入100ml水，放入排骨和姜丝煮沸，然后加入冬瓜再次煮沸，改用小火煮15~20分钟，加入盐调味即可。

助高原理：冬瓜和生菜一样，水分多、脂肪含量低，而且还含有丰富的碳水化合物、维生素C和B，以及多种矿物质。另外，冬瓜中含有丰富的膳食纤维，能够带来饱足感，是控制体重的理想食物。

（3）红米小麦红薯粥。

原料：

水发红米180g、水发小麦100g、红薯75g、花生米80g。

做法：

①去皮洗净的红薯切滚刀块备用。

②往砂锅中倒入一定量清水烧热，然后倒入洗干净的小麦。

③盖上盖，烧开后用小火煮大约20分钟，以使红薯变软。

④倒入洗干净的红米、花生米，然后放入红薯块搅拌均匀，用小火煮30分红左右，至食材熟软。

⑤关火后揭盖，搅拌几下，将煮好的红薯粥盛出。

助高原理：

小麦含有丰富的蛋白质、淀粉，维生素A、B、C以及钙、铁等营养元素，对于维持机体正常运动、促进骨骼生长有很大作用。而红米中含有丰富的磷、铁元素以及 B 族维生素，在补充营养的同时能够有效解决精神不振、失眠等症状，从而促进生长激素的分泌。

第四，帮孩子长高的几道"药膳"。

（1）杜仲排骨羹。

材料：

杜仲、续断、黄芪、白术各 10g，陈皮、骨碎补各 6g，当归 3g，川七 4g，红枣 8 个，适量排骨。

做法：

①将排骨放入烧开的水中，50 秒后捞出，洗净杂质，在红枣表面划上一刀，和其他药材一起包进纱布袋中。

②将排骨和纱布袋放入锅中加水淹过，然后放入电饭锅蒸煮到熟。

（2）健脑益智汤。

材料：

石菖蒲 6g，远志 6g，红枣 10 颗。

做法：

①所有材料洗干净，红枣在表面划一刀。

②加水 700ml 煮滚，转小火煮 20 分钟，滤渣，分 2 次早晚食用。

（3）排毒美颜茶。

材料：

金银花、连翘各 10g，甘草 3g。

做法：

将所有材料清洗干净，加入 3 碗水煮成 2 碗，滤渣，每天饮用 1 碗。

（4）薏仁增肌饭。

材料：

薏仁和糙米各一小碗。

做法：

①将薏仁和糙米加水浸泡 4 小时后沥干。

②将薏仁和糙米混合后加水两杯放入电饭锅，焖 20 分钟即可，可以作为主食食用，一天一顿。